Merja Forsell

PAASTON HISTORIAA KOHTUUDELLA

Kaikki kuvat ovat Creative Commons -lisenssipalve-
lusta.

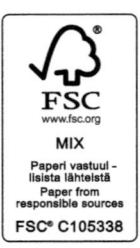

Kiitän Tietokirjailijat ry:tä saamastani apurahasta ja tuesta.

Samoin kiitän aviopuolisoani kirjallisuustieteen maisteri Aapo Forsellia.

Turussa 18.12.2018

Kustantaja: BoD – Books on Demand, Helsinki, Suomi
Valmistaja: BoD – Books on Demand, Norderstedt, Saksa
ISBN: 978-952-80-0768-5

"Viime vuosikymmeninä on harrastus nälkätaiteilijoita kohtaan kovasti taantunut. Ennen kannatti varsin hyvin järjestää suuriakin paastonäytöksiä yksityisyrityksinä, mutta nykyään se on aivan mahdotonta. Ajat olivat toiset. Siihen aikaan nälkätaiteilija kiinnosti koko kaupunkia; yleisömäärä kasvoi paastopäivästä toiseen; jokainen tahtoi nähdä nälkätaiteilijan ainakin kerran päivässä; myöhemmässä vaiheessa ilmestyi ennakkotilaajia…"

Ote Franz Kafkan novellin Nälkätaiteilija alusta, s.213.

SISÄLLYS

ELÄMÄNTAPAPAASTOAJAT GANDHI JA JOBS

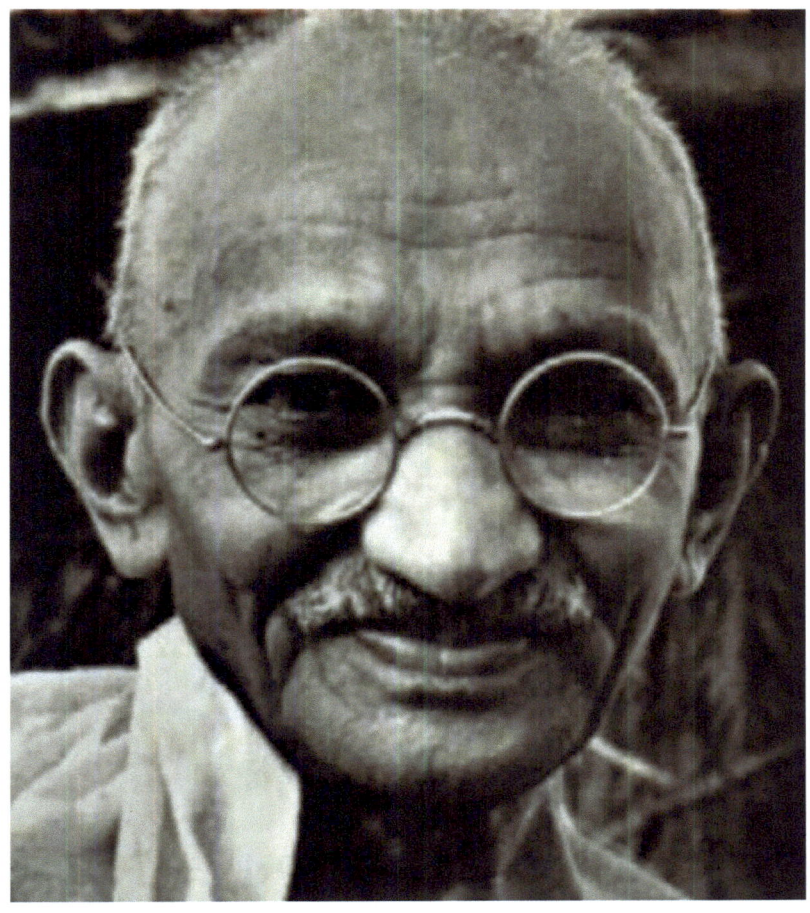

Löysin idean uuteen tietokirjaani, kun luin Mahatma (Mohandass) Karamchand Gandhin (1869-1948) eli suuren sielun "Oma elämänkerta"-teosta. Edellisessä kirjassani tutkin karisman ja kulttien yhteyttä. Mahatma Gandhi oli varsin karismaattinen johtaja, mutta hän ei ollut kulttijohtaja, vaan karismaattinen uskonnollinen johtaja, rauhan puolestapuhuja ja väkivallattomuuden idean esille tuoja ihmisoikeuskysymyksissä. Mielenkiintoista on, että tämän karismaattisen ja poliittisen johtajan tapa reagoida poliittisiin kysymyksiin tapahtui usein paastoamalla tai kävelymarsseilla, kuten kuuluisalla suolamarssilla, jossa 12.3-6.4.1930 vastustettiin brittien ylläpitämää suolaveroa. Marssin päätepiste oli Intian Gujaratissa. Matka oli noin 400 kilometriä pitkä. Gandhi itse sanoi voivansa tai kykenevänsä tämänkaltaisiin marsseihin, koska hän oli ahkera paastoaja. Paastoaminen antoi hänelle voimavaroja, joita hänen mielestään hänellä ei muutoin olisi ollut.

Mahatma Gandhista voidaan sanoa, että hän oli elämäntapapaastoaja. Muita kuuluisia elämäntapapaastoajia ovat olleet esimerkiksi Pythagoras, Leonardo da

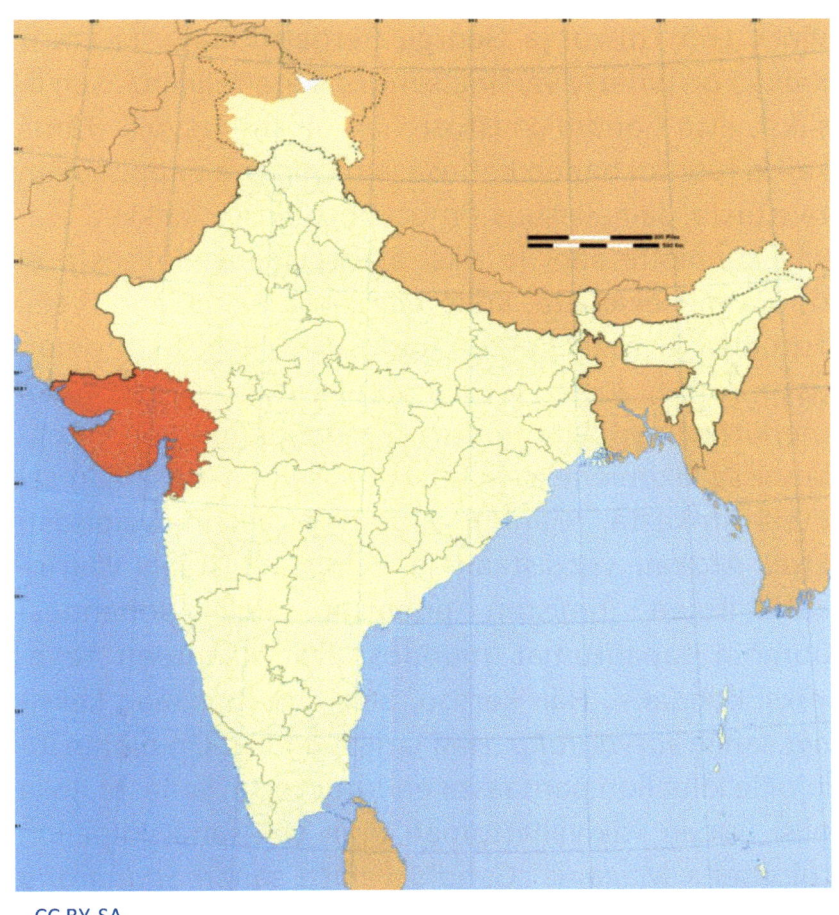

GUJARATIN OSA INTIASSA.

Vinci, Leo Tolstoi ja George Bernard Shaw. Ja Franz Kafkaa on pidetty varsinaisena nälkätaiteilijana. Sen lisäksi, että Gandhi paastosi, hän oli kasvissyöjä. Tämä kaikki juontui hänen kotinsa jainalaisesta pappissuvun taustasta. Jainalaisuus on uskonto, jossa kaikkea elävää kunnioitetaan, ja siksi ajatus lihansyömisestä ei tunnu mielekkäältä. Koko elämänsä ajan Gandhi etsi Totuutta ja väkivallattomuutta. Hän kehittikin oman uskontonsa, jossa *satyagraha*-käsitys oli uskonnon merkittävin ydin. Mahatma Gandhi oli opiskellut Englannissa lakimieheksi ja ensimmäisen pestinsä hän sai Etelä-Afrikasta. Gandhi kirjoittaa varsin valoisasti Etelä-Afrikan vuosistaan ja kamppailuistaan väärinkohdeltujen ihmisten puolesta. Siellä Johannesburghin tapahtumat muodostuivat käänteen tekeväksi kohdaksi. Hän kertoo, ettei itse suinkaan keksinyt sanaa *satyagraha*. Hän järjesti Indian Opinionin lukijoille kilpailun parhaasta ehdotuksesta, sanasta, joka olisi uuden väkivallattoman opin ydinsana. Kilpailun tuloksena Maganlal Gandhi kehitti sanan *Sadagraha (Sat: totuus, Aghara:lujuus)* ja voitti palkinnon. Mutta Gandhi sanoo, että tehdäkseen asian selvemmäksi hän muutti sanan *satyagrahaksi*, josta on sen jälkeen tullut se sana, jolla Gujaratissa kamppailua kutsuttiin. "Passiivinen vastarinta" voisi olla sanan yksi suomennos. Mikäli lukee Mahatma Gandhin "Oma elämänkertaa" huomaa, kuinka hän koko ajan puhuu kamppailusta Totuuden kanssa. Kaikki kamppailut väärinymmärrettyjen ja kohdeltujen ihmisten puolesta ovat Gandhille samalla kamppailua, jopa taistelua totuuden kanssa. Gandhi haluaa kyseenalaistaa, mikä vallalla oleva totuus kulloinkin on ja luottaa kokoamansa yhteisön voimaan. Gandhi ymmärsi oman persoonansa tärkeyden lisäksi passiivista vastarintaa omaavan joukon voiman.

Mutta mielenkiintoista minun mielestäni hänen hienoa teostaan lukiessa oli se, kuinka hän, Gandhi, teki useita kokeiluja ruokavalion kanssa ja kuinka seksuaalinen pidättyneisyys tuli myös hänen elämänsä osaksi. Aikaisemmin Mahatma Gandhi oli noudattanut *brahmacharya* noin vuodesta 1900. Varsinaisen valan hän vannoi 1906 keskivaiheilla. Gandhin mielestä englantilaiset olivat kapeakatseisia, eivätkä ymmärtäneet intialaisen liikkeen ja sanan luonnetta. Passiivinen vastarinta englantilaisena terminä saattoi sittenkin olla heikkojen ase, jossa oli mukana väkivaltaa. Gandhi ei halunnut tulla väärinymmärretyksi. Siksi *satyagraha* termi otettiin käyttöön ja Gandhi omalla persoonallisuudellaan halusi tuoda uuden intialaisen liikkeen väkivallattomuuden idean esille. Kaikessa oli kysymys taistelusta niin *ajatuksissa, sanoissa* ja *teoissa* totuuden puhtaudesta. Mitä on totuus, puhtaus, mikä on totuuden puhtaus tai puhdas totuus? Esimerkillisellä *satyagraha* käyttäytymisellään Gandhi halusi viedä uuden tyyppistä ajattelumallia niin uskonnollisiin kuin poliittisiin tapoihin ratkoa asioita.

Jos hän itse ei olisi esimerkki, kuka sitten olisi? Gandhin motiivina *brahmacharyan* ja *satyagrahan* muutoksina oli osaksi hygienia, mutta myös uudet muutokset uskonnollisesta näkökulmasta. Näitä uusia uskonnollisia näkökulmia edesauttoivat siis paastoaminen ja ruokavalion rajoittaminen. Gandhi sanoo, että yleensä ihmisen intohimo liittyy läheisesti makuhermojen nautintoon. Hän myös korostaa sitä, että omassa elämässään on pitänyt itseään ihmisenä, joka syö varsin raskaasti. Hän ei omasta mielestään ole kyennyt hallitsemaan intohimoa ja makua. Se, mitä ystävät ovat pitäneet itsehillintänä, ei ole minusta itsestäni vaikuttanut siltä, Gandhi sanoo. Hän uskoo, ettei olisi elänyt pitkää elämää, jos olisi toiminut intohimojensa varassa.

Täytyy sanoa, että opissaan Gandhi oli varsin ankara itseään kohtaan. Ennen omaa kuolemaansa Gandhi oli paastonnut varsin paljon, jotta olisi ollut oiva esimerkki karismaattisesta johtajasta. Gandhin munuaiset kuitenkin miltei pettivät. Juuri kun hän hieman toipui ja lähti sukulaistyttärineen kävelemään väkijoukkoon, hänet ampui hindu Nathuram Godsen (1910-1949) vuonna 1948.

Paastoamisesta ja ruokavalion rajoittamisesta Mahatma Gandhi kuitenkin puhuu ja kirjoittaa paljon. Nämä kaikki ovat hänelle kokeiluja ja niitä on hänestä aina liian vähän. Mikään uhraus ei ole liian suuri tämän sinfonian luonnon kanssa saavuttamiseksi. Mutta valitettavasti valtavirta näyttää nykyään olevan menossa päinvastaiseen suuntaan, Gandhi "huokaa". Me ihmiset emme häpeä uhrata lukemattomia muita eläimiä koristaaksemme katoavaista ruumistamme ja yrittäen pidentää sen elinikää muutamilla katoavaisilla hetkillä sillä tuloksella, että tapamme itsemme, niin ruumiin kuin sielunkin. Yrittäessämme parantaa yhtä sairautta synnyttämme sata uutta; yrittäessämme tyydyttää aistinautintojamme menetämme lopulta kykymme nauttia mistään. Kaikki tämä tapahtuu silmiemme edessä, mutta kukaan ei ole niin sokea, kuin se, joka ei halua nähdä. Gandhi on perin vaativa itseään kohtaan. Voisi sanoa hänen olleen perfektionisti, joka etsi täydellisyyttä, täydellistä Totuutta elämässään.

Kuuluisa esimerkki on myös Applen toisen perustajan Steve Jobsin tapaus, hänkin oli elämäntapapaastoaja. Lokakuussa 2003 Jobsin haimasta löydettiin syöpäkasvain rutiinitarkastuksessa. Vaikka haimasyöpä johtaa usein nopeaan kuolemaan, Jobsin sairaus oli harvinaista, hoidettavaa laatua. Jos kasvain olisi poistettu leikkauksessa, ennuste paranemiseen olisi ollut lupaava. Jobs oli kuitenkin epäileväinen lääketiedettä kohtaan ja turvautui *uskomushoitoihin* eli *vaihtoehtohoitoihin* syöpänsä hoidossa. Hän toivoi välttävänsä leikkauksen erityisruokavalion avulla, jota hän noudatti yhdeksän kuukautta. Jobs oli aiemmin paastonnut terveyskasvattaja, luontaislääkinnän ja vitalismin edustajan Arnold Ehretin (1866-1922) hedelmädieetin avulla. Paastoaminen varmasti osittain mystifioi hänen kykyjään olla toimelias yritysjohtaja (vrt. Gandhi ja hänelle paastoamisen kautta tullut elinvoima). Nyt syöpä oli kuitenkin aggressiivinen. Tämä tuotti tuskaa Applen johtokunnalle, joka päätyi olemaan paljastamatta korvaamattomana pidetyn Jobsin sairautta kysyttyään neuvoa kahdelta juristilta. 31. heinäkuuta 2004 Jobsin haimasyöpä kuitenkin leikattiin. Huhtikuussa 2009 hänelle tehtiin maksansiirto.

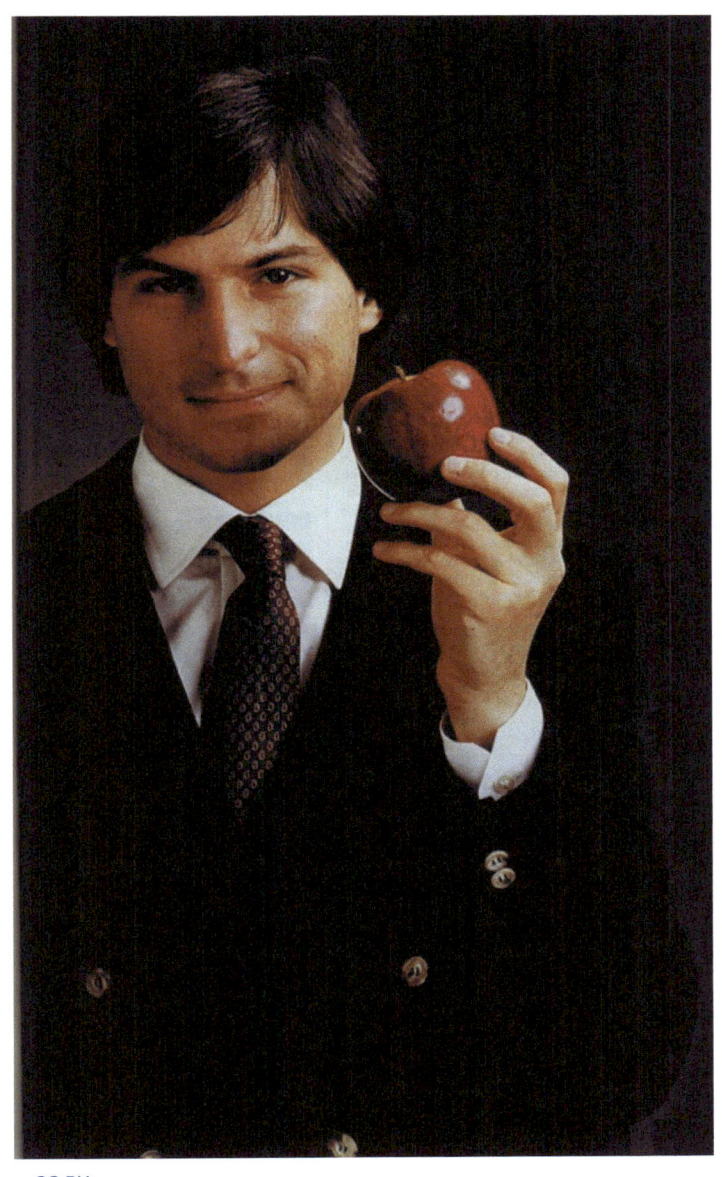

Tammikuussa 2011 Jobs jäi pois Applen päivittäisistä toiminnoista terveydellisiin syihin vedoten. Saman vuoden elokuussa hän irtisanoutui Applen toimitusjohtajan virasta. Virallista syytä ei kerrottu, mutta irtisanoutumisen oletettiin liittyvän sairauteen. Vain kaksi kuukautta myöhemmin 6. lokakuuta Apple julkaisi tiedotteen Jobsin kuolemasta. 10. lokakuuta julkaistun kuolintodistuksen mukaan hän menehtyi Kalifornian Palo Altossa jo 5. lokakuuta noin kello 15 haimasyövän etäpesäkkeiden aiheuttamaan hengityspysähdykseen. Kuoleman jälkeen australialaisen SR7:n tutkimuksen mukaan Twitterissä julkaistiin 10 000 aihetta koskevaa viestiä sekunnissa, minkä perusteella kuolemaa kutsuttiin kaikkien aikojen verkkouutiseksi. Jobs haudattiin jo 7. lokakuuta kirkkokuntaan kuulumattomalle Santa Claran hautausmaalle. (https://fi.wikipedia.org/wiki/Steve_Jobs, viitattu 31.8.2018.)

Miksi siis paastotaan, onko paastoaminen suorastaanhengenvaarallista vai sittenkin virkistävä kokemus?

ERILAISIA SYITÄ PAASTOAMI-SEEN

PAASTOAMINEN ON VERRATTAIN LAAJA ILMIÖ, NIINPÄ TIETOAKIN PAASTOAMISESTA LÖYTYY HYVIN MONENLAISISTA LÄHTEISTÄ.

Fysiologiset syyt:

- terapeuttinen tarve, sairauksista paraneminen
- liikalihavuus, laihtumisen alkuun pääseminen
- puhdistuminen kuona-aineista
- yleiskunnon kohentaminen, sairauksien ehkäiseminen
- väsymys, johon mikään ei tepsi, virkistymisen halu

- ruoka ei maistu, ruokahalun palauttaminen
- täydellinen fyysinen ja psyykkinen lepo

Psykofyysiset syyt:

- henkisen otteen, tarmon ja aloitekyvyn puute
- mielenkiinto paastoa kohtaan, kokeilun halu
- hiljentyminen ja henkinen latautuminen
- sisäisen tasapainon löytäminen

Tavat ja tottumukset:

- nautintoaineista vieroittautuminen
- halu muuttaa vääriä ruokailutottumuksia
- kasvisravintoon yms. siirtyminen
- itsekurin parantaminen
- alkusysäys uusiin elämäntapoihin

Uskonnolliset, moraaliset ja eettiset syyt:

- eri uskonnoissa erilaisia paastoamisen muotoja
- paaston historian kehittyminen eri kulttuureissa
- erilaiset ruokasäädökset ja kiellot
- hengellinen etsintä, henkisyys
- moraaliset ja eettiset syyt: eläinten kasvattaminen syömistarkoituksessa on julmaa, eläintenoikeudet vrt. hullun lehmän tauti
- ajatus: *terve sielu terveessä ruumiissa*

TERVEYSPAASTOJEN UUSI TULEMINEN

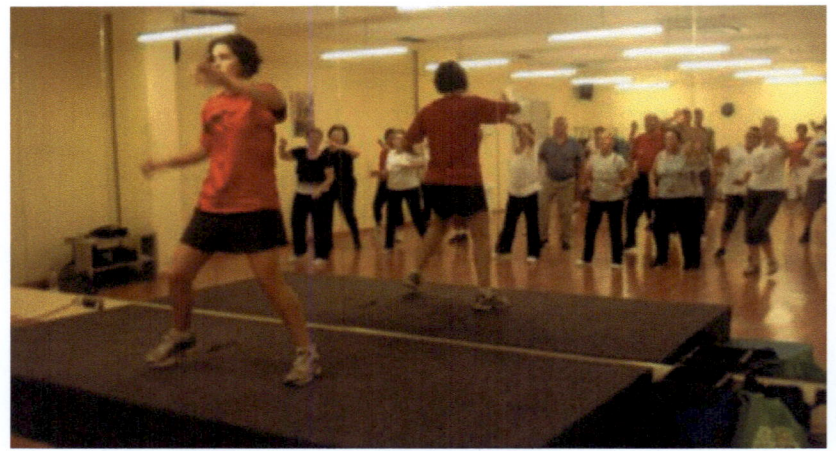

Televisiosta tulee jatkuvasti amerikkalaisia ohjelmia, joissa tehdään niin sanottuja lihavuusleikkauksia eli vatsalaukku leikataan niin pieneksi, ettei ruoan syöminen ylenpalttisesti ole enää mahdollista. Vatsalaukun pienentyessä peukalonpään kokoiseksi nälän tunne yksinkertaisesti katoaa. Näitä leikkauksia tehdään kuitenkin hyvin harkitusti, sillä niissä piilevät suuret riskit. Yleensä ohjelman formaatti toimii niin, että leikkausta haluavalla henkilöllä ei tunnu enää olevan muuta vaihtoehtoa.

Toinen suosittu televisio-ohjelma, Suurin pudottaja, on sellainen, jossa joukko ihmisiä eristetään tietyksi ajaksi perheestään ja sukulaisistaan. Heidän tarkoituksenaan on yleensä noin kolmen kuukauden ajan liikkua ja kuntoilla mahdollisimman monipuolisesti ja samalla myös muuttaa ruokavaliotaan laihtumisen tueksi. Kyseessä ei mielestäni ole mikään leikkimielinen ohjelma, vaan siinä laihduttajat kisaavat rahasta. Mikä onkaan sen parempi motivaattori niin kutsutulle reality-show´lle? Katsojat voivat kotisohvillaan tuntea "myötätuntoa", kun punnituspäivänä kaikki laihduttajat eivät olekaan onnistuneet. Kuitenkin kirjakaupoissa monet terveysoppaat, laihduttamisvinkit ja elämäntaparemonttikirjaset ovat suosittuja. Aina tulee uusia buumeja dieettikirjojen saralta. Muistan itsekin jumpanneeni Jane Fondan Anna-aerobic-kasetin ohjeiden mukaan kultaisella 1980-luvulla, jolloin Nasan tutkimukset aerobisista asioista löivät läpi. Koulun liikuntatunneillakin käsivarsia ja jalkoja pumpattiin tehokkaiden liikesarjojen avulla.

5.3.2018 oli Turun Sanomissa artikkeli "Parantavan paaston asialla", joka kiinnitti huomioni. Artikkelin on kirjoittanut Kirsi Saivosalmi ja se kertoo biokemian opiskelija Tuomas Javanaisesta, joka on vakuuttunut paaston tehosta kakkostyypin diabeteksen hoidossa. Biokemian opiskelija testasi omakohtaisesti vaikutuksia, koska hänellä oli todettu esidiabetes ja rasvamaksa. Paasto tepsi hänen kohdallaan nopeasti. Kakkostyypin diabetes on etenkin suomalaisilla ollut hälyttävästi nousussa, samoin on muuallakin maailmassa Yhdysvalloista puhumattakaan.

Paaston terveysvaikutuksia ei Turun Sanomien artikkelin mukaan ole Suomessa tutkittu yhtä laajalti kuin maailmalla. Kansainvälinen tutkimus sai uutta pontta, kun vuonna 2016 japanilaiselle solubiologi Yoshinori Oshumille myönnettiin lääketieteen Nobel.

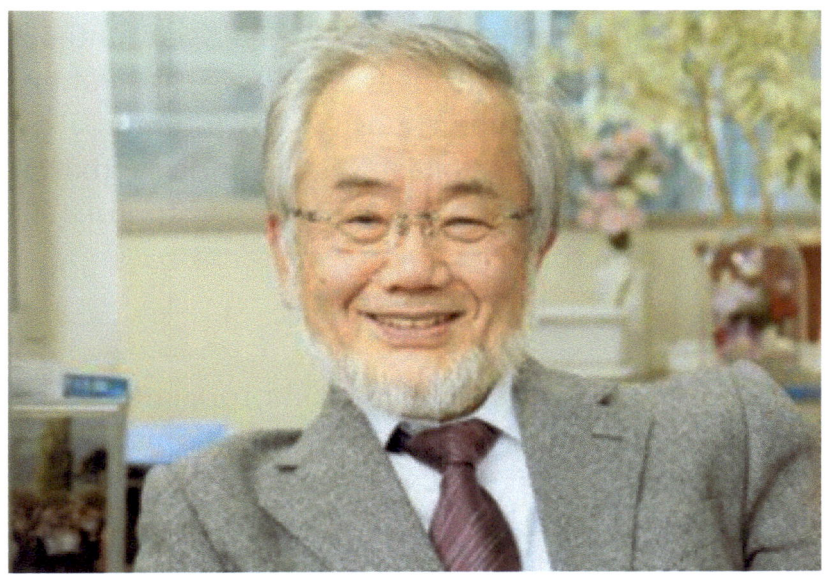

Solubiologi löysi uusia yhteyksiä kehon sisäisenkierrä-
tysohjelman ja sairauksien hoidon välillä. Kierrätysoh-
jelma eli *autofagia* poistaa elimistöstä kuonan ja tur-
han aineksen. Jäljelle jäävä aines käytetään energian-
tuotantoon ja uusien solujen rakennusaineeksi. Meka-
nismi käynnistyy syömättömyyden aikana.

Ruokavalio on tässäkin, kuten kaikkien sairauksien hoi-
dossa olennainen. Hiilihydraatteja vältetään ja prosess-
soituja ruokia. Sokeri jätetään pois. *Kaikille paasto ei*

sovi, ja sairauksien hoidossa tulisi olla asiantuntijain hoidossa, muille terveille, paasto on hyvä tapa kohentaa terveyttä. Javanainen suosittelee 16 tunnin alkurytmiä. Tässä paastossa ollaan siis 16 tuntia syömättä, vähitellen ajanjaksoa voi pidentää, jos siltä tuntuu. Elimistö kuitenkin tottuu syömättömyyteenkin.

Suomessa on paastoa, paastoamista tutkinut Helena Frankberg-Lakkala. Hänen Tampereen yliopiston lääketieteelliseen tiedekuntaan tehty väitös on julkaistu vuonna 1996. Tutkimus on nimeltään: "Terveyttä ja hyvää oloa paastolla". Tietysti voi sanoa, että uutta tietoa on paastoamisestakin tullut lisää, mutta Helena Frankberg-Lakkalan tutkimus antaa paljon tietoa, mikäli haluaa akateemisesti ja lääketieteellisesti aihetta lähestyä.

Frankberg-Lakkalan mukaan paastolla on ollut terveydenhoidossa tärkeä tehtävä lääketieteen alkuajoista saakka. Sumerilaiset käyttivät sitä yli 4000 vuotta sitten. Hippokrates (n. 460-377 e.a.a.), Galenos (n. 130-200 j.a.a) ja Paracelsus (1493-1541) käyttivät paastoa parannusmenetelmänä. Hippokrates esimerkiksi suositteli korkeintaan seitsemän päivän paastoja. Vuonna

1724 isä Bernhard paransi 25-30 päivän paastolla pitkälle edenneitä sairauksia. 1800-luvun lopulla paaston käyttö laimeni ja laajeni jälleen vuosisadan vaihteessa.

Paastoterapia on tarkoitettu niille, joilla on ongelmia virheellisten ruokatottumusten ja nautintoaineiden liikakäytön takia. Näitä ohjaavat paastoon perehtyneet lääkärit, ravitsemusterapeutit, psykologit ja liikunnanohjaajat. Terapian aloitti Buchinger 1919. Paastoa on käytetty hoitomuotona mm. Englannissa, Saksassa, Sveitsissä ja Yhdysvalloissa. Ruotsin hoitolaitoksissa hoidetaan paastoterapialla potilaita, joilla on mm. korkea verenpaine, sydän- ja verisuonitauteja ja ylipainoa. Tukholman Karoliinisen instituutin pisimmät paastot ovat olleet 55 vrk:tta. Samoin on ollut 10 päivän paastomarsseja. Neuvostoliitossa on paastoterapialla hoidettu mm. skitsofreniapotilaita. Heistä 64 % oli 20-30 vrk paaston jälkeen psyykkisesti paremmassa kunnossa kuin ennen paastoa. Hoitojen tuloksista ei ole tieteellisiä julkaisuja.

Suomessa ei ole käytetty paastoa terapiana. Lyhytaikaista paastoa on käytetty laihdutustapana tai valmistettaessa potilaita tutkimuksiin. Paaston käyttö itsehoitomenetelmänä on lisääntynyt. Suomen Luontaisterveyden liitto järjesti ensimmäisen paastokurssin 1974. Nyt kursseja järjestetään vuosittain monien eri tahojen osalta. Jo vuonna 1979 pidettiin mm. paastokurssi lääkäreille. Ensimmäinen paastomarssi oli 1978, 25 henkilöä käveli seitsemän vuorokauden aikana 333 kilometrin matkan Jyväskylästä Helsinkiin.

On erotettava paasto ns. terveille ja paasto terveydenharjoittamiseksi. Paastoa suositellaan siirryttäessä terveempiin ruokailutottumuksiin, esimerkiksi kasvisruokaan tai pyrittäessä eroon nautintoaineista, ylipainosta jne. Lyhytkestoista paastoa voidaan käyttää nuorille aknen hoitoon.

Samasta aiheesta löytyy tietoa mm. Lilly Johanssonin ja Alf Spångbergin teoksesta "Paasto- ja ravintoterapia erilaisten sairauksien hoidossa" (1981). Tässä Johanssonin ja Spångbergin teoksessa on vinkkejä erilaisista paastotavoista erilaisissa sairauksissa ihan konkreettisesti. Esimerkiksi aknepotilaan tulee paastota 11 päivää. Suoliston toiminta on saatava käyntiin, sillä usein aknepotilailla on ummetusta. Kirjan tekijät ovat myös sitä mieltä, että akneen auttaa B 12-vitamiini, juokseminen ja runsas juominen. Tiettyjä ruoka-aineita, kuten juustoa, maitoa, lihaa, kalaa, kananmunia, omenoita, sitrushedelmiä, ruusunmarjaa, paprikaa, malvaa, tomaattia, riisiä, soijaa, leipää ja jyvätuotteita tulisi heidän mukaansa välttää. Luettelo on melko pitkä eli herää kysymys, mitä sitten saa syödä? Heidän vastauksensa on *vitaaliravinto* eli *elävä ravinto.*

Mutta uuttakin tutkimusta maailmalla esimerkiksi insuliinin ja diabeteksen kohdalta on tullut. Voiko paasto auttaa diabeteksen hoidossa?

INSULIINI JA DIABETES: ERÄS ESIMERKKI PAASTON TULE-MISESTA HOITOMUOTONA

Insuliini on rasvan varastoitumista edistävä hormooni. Kun syömme hiilihydraattipitoista ruokaa veren *glukoositaso* kohoaa ja vatsaontelon takaseinämässä sijaitseva haima alkaa suoltaa insuliinia. Glukoosi on elimistölle tärkeä polttoaine, sillä solumme käyttävät sitä energian tuottamiseen. Elimistömme ei kuitenkaan pidä siitä, että verenkierrossa on liian suuret määrät sitä. Insuliinihormoonin tarkoitus on säädellä veren glukoositasoa ja varmistaa, ettei se ole liian korkea tai alhainen. Insuliini toimii yleensä perin tarkasti. Mutta ongelmia syntyy silloin, kun haima kuormittuu liikaa.

Insuliini on sokerin säätelijä. Se kuljettaa glukoosia pois verestä ja varastoi sitä maksaan tai munuaisiin vakaassa muodossa, jota kutsutaan *glykogeeniksi*, ja sitä on käytettävissä tarpeen mukaan. Moni ei tiedä, että insuliini on myös rasvan säätelijä. Se nimittäin estää varastorasvan hajoamisen eli reaktion, jota kutsutaan *lipolyysiksi*. Samalla se pakottaa rasvasolut ottamaan rasvan verestä ja varastoimaan sitä. Tämän vaikutuksesta ihminen lihoo. Kun insuliinitaso on korkea, rasvan varastoituminen lisääntyy, ja päinvastoin kun taso on alhainen, rasvavarannot alkavat vajeta.

Liiallinen sokerinsyönti ja liiallinen hiilihydraattipitoisten ruokien ja juomien syönti, aiheuttaa sen, että haimamme on vaikeuksissa. Sen on vapautettava yhä enemmän insuliinia, jotta elimistömme selviytyisi glukoosin hyökyaallosta.

Kuten arvata saattaa, haima selviytyy vain hetken tästä tehtävästä pumppaamalla yhä suurempia määriä insuliinia. Tämän johdosta rasva varastoituu lisää, ja syöpäriski lisääntyy. Haiman kapina aiheuttaa diabeteksen. Tällä hetkellä arvioidaan, että maailmassa on n. 285 miljoonaa kakkostyypin diabetesta sairastavia (arvio vuonna 2013).

DIABETES AIHEUTTAA:

- SYDÄNINFARKTEJA
- AIVOHALVAUKSIA
- IMPOTENSSIA
- SOKEUTUMISTA
- VOI JOHTAA RAAJOJEN AMPUTOIMI-SEEN
- VOI JOHTAA AIVOJEN KUTISTUMI-SEEN JA DEMENTIAAN

Yksi tapa estää diabetekseen johtavaa noidankehää on liikunnan lisääminen ja ruokavalioremontti. Myös paasto näyttää auttavan. Samoin paaston ja syövän yhteyttä tutkitaan. (Ks. Michael Mosleyn ja Mimi Spencerin teosta "5:2-dieetti. Syö, paastoa ja elä pidempään", s. 53-56).

SUOSITUIMPIA PAASTOJA NYKYAIKANA

5:2 - PAASTO

Tämän hetken suosituin paastoamistapa on ehkä 5:2 -dieetti. Siinä syödään normaalisti viiden päivän ajan, mutta kahtena päivänä kalorien-saanti tiputetaan neljäsosaan normaalista ta-sosta. Paastopäivän kaloriensaanti tarkoittaa naisilla noin 500 kilokaloria ja miehillä 600 kilokaloria. Paasto-päivien ei tule olla perättäisiä päiviä.

Alkuperäistä 5:2-dieettiä ovat olleet kehittelemässä monet henkilöt. Muun muassa lääkäri Luigi Fontana, professori Mark Mattson ikääntymisen tutkimuksen instituutista, lääkäri Krista Varady ja professori Valter Longo. Julkisuuteen BBC:n tiededokumentin kautta sitä on tuonut lääkäri Michael Mosley ja toimittaja Mimi Spencer. Mosley itsekin hyödyntää dieetin mal-lia siten, että hän noudattaa dieettiä maanantaisin ja torstaisin. Dieetin avulla Mosley hoikistui ja sai paremmat veriarvot, ja hälyttävän korkeat sokeriarvot laskivat.

He korostavat sitä, että paasto on ikivanha ajatus, mutta menetelmä on uusi. Lajimmekin on kehittynyt aikana, jolloin ruokaa oli vähän. Olemme tuhansia vuosia jatkuneiden yltäkylläisyyden ja niukkuuden kausien yhteissumma. He ovatkin kirjassaan "5:2-dieetti. Syö, paastoa ja elä pidempään" (2013), (suomennos samalta vuodelta), sitä mieltä, että jaksottainen paasto vaikuttaa meihin suotuisasti, koska se muistuttaa elinympäristöä, jossa muinoinkin ruoan suhteen elimme.

Teoksessa "Sanningen om mat och hälsa. Vad säger forskningen?" vastaavasti esitetään kritiikkiä 5:2-paastosta, koska sitä ei ruotsalaisen Karoliinisen instituutin professori Måns Rosénin mukaan ole tutkittu pitkällä aikavälillä. Hänen mukaansa se ei voi vahingoittaakaan, mutta tieteellistä näyttöä asialle ei ole (s. 187). Keskustelua, kiistelyä ja kritiikkiä varsinkin ruokaan ja terveyteen liittyvistä asioista käydään koko ajan. Ei siis ole ihme, että 5:2-paasto saa osakseen kritiikkiä, siinä missä Atkinsin dieetti aikoinaan.

Esipuheessa oli mainittu *autofagia*, jota japanilainen Yoshinori Oshumi on tutkinut. Myös Michael Mosley ja Mimi Spencer mainitsevat teoksessaan *autofagian*. *Autofagia tarkoittaa "itsensä syömistä"*. Toisin sanoen solun omien soluelinten *fagosytoitumista*. Se on tapahtumasarja, jossa elimistö hajottaa ja kierrättää vanhoja, väsyneitä soluja. Paastoaminen siis alentaa elimistön IGF-1-hormonin tasoa. Lisäksi se näyttää aktivoivan joukon korjaavia geenejä. Syytä ei täysin ymmärretä. Kalorimäärän vähentäminen saattaa siis käynnistää *autofagiaprosessin* (s.31-32.)

LEANGAINS-PAASTO

Naiset paastoavat 14 tuntia ja miehet 16 tuntia joka vuorokausi ja ravitsevat itsensä 8–10 tunnin aikana. Paaston aikana kaloriensaanti rajoitettaan mahdollisimman lähelle nollaa. Esimerkiksi tumma kahvi, kalorittomat juomat sekä sokeriton purukumi ovat sallittuja. Helpoiten tämä paasto onnistuu, kun nukkuminen sisältyy paastoaikaan.

MEHUDIEETTI

M ehudieetti on muunnelma paastosta, jossa voi nauttia erilaisia mehuja ja liemiä. Mehudieetti on muita paastoja sikäli terveellisempi, että siitä eivät täysin puutu ravintoaineet, vaan se tarjoaa keholle sopivia energialähteitä eli hiilihydraatteja, vitamiineja ja mineraaleja. Mehudieettiä ei yleisesti suositella viikkoa pidemmäksi ajaksi.

Helsingin Sanomista löytyy 27.2.2017 artikkeli "Uudet tutkimukset ovat tuoneet mullistavaa tietoa paastoamisen soluvaikutuksista – Asiantuntija arvioi, kannattaako paasto oikeasti". Ravitsemusfysiologian professori Marja Mutanen punnitsee mehupaaston ja pätkäpaaston (yleensä 5:2-paasto, mutta muitakin paastomuotoja on tässä paastomuodossa) hyviä ja huonoja puolia. Artikkelin on kirjoittanut Katri Kalliopää.

Kaiken kaikkiaan artikkelista saa sellaisen käsityksen, että ainakin professori Marja Mutasen mukaan paasto kannattaa. Ennen kaikkea se kannattaa silloin, jos paastotaan useammin, koska länsimaalaisilla ihmisillä on kehossaan usein ylimääräistä energiaa, joka kerryttää soluihin liiallisesti proteiinia. Mutasen mukaan paasto uudistaa elimistöä tavalla, joka edistää terveyttä ja saattaa jopa pidentää elämää. *Iäkkäille, lapsille ja kasvaville nuorille, ei kumpaakaan vaihtoehtoa paastoamisesta suositella.*

Mutta kuten kaikissa asioissa yleensä kolikolla on kääntöpuolensa. Pätkäpaastossa ja mehupaastossa, molemmissa lihasten proteiinimassa pienenee. Mehupaaston tai siis mehudieetin kohdalla Marja Mutanen ei näe suolihuuhtelua tarpeelliseksi. Esimerkiksi Lilly Johansson ja Alf Spångberg suosittavat, että paasto tulee aloittaa vatsan toimintaa säännöstelevällä juomalla, 1-2 tl:llä glaubersuolaa lasillisessa kehonlämpöistä vettä ajaa asian. Lisäksi käytetään Greitersin yrttiteetä aamuisin ja iltaisin tarpeen mukaan. Heidän mukaansa seuraavia juomia voidaan käyttää paaston aikana: porkkanamehua, nokkosmehua, lehtikaalimehua, perunamehua, vihanneslientä, erilaisia marjamehuja ja erilaisia yrttejä. Marjamehuista hekin pitävät parhaimpana mustikkamehua (s.93-95).

"Vitaaliravinto. Vegaaniruoka, tulevaisuuden ravinto" (1982) on Lilly Johanssonin ja Alf Spångbergin laatima teos, josta myös löytyy vinkkejä paastoa suunnittelevalle (88-97). Siinäkin korostetaan, että paasto on tapa uudistaa kehoa ja sielua. Paasto ei ole pelkkää laihduttamista, vaan tapa uudistua. Mutta kuten kaikkeen alan kirjallisuuteen, tulee näihinkin ohjeistuksiin ja painotuksiin, miksi meidän tulee paastota, suhtautua kriittisesti. Jo pelkästään pelkkä *vitaaliruokadieetti* on kyseenalainen, ainakin lapsilla, nuorilla ja sairailla, sillä tämänkaltaisesta ruoasta ei tutkimusten mukaan saada tarpeeksi ainakaan B-12-vitamiinia (Ks. erityisesti Räsänen, Ravitsemustiede 2005, 63-68.)

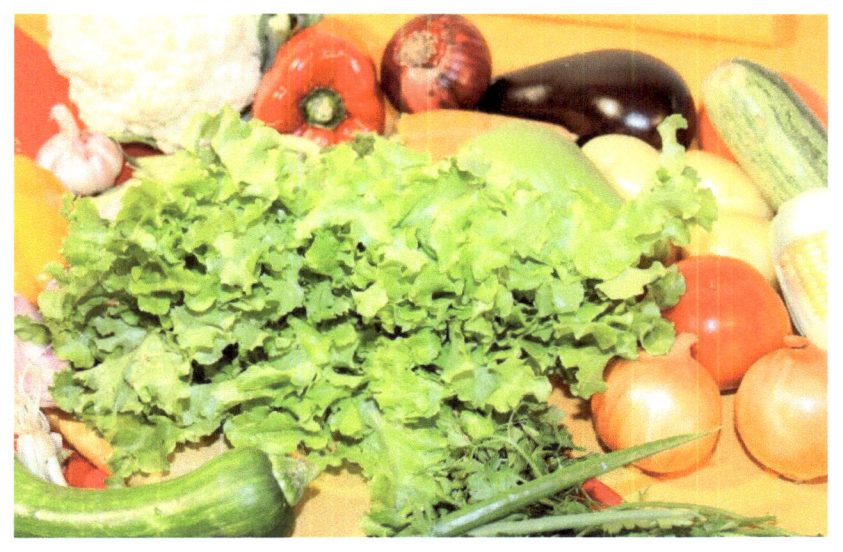

MAHATMA GANDHI OLI ELÄMÄNTAPA-
PAASTOAJA JA KASVISSYÖJÄ.

PYHÄ ANOREKSIA

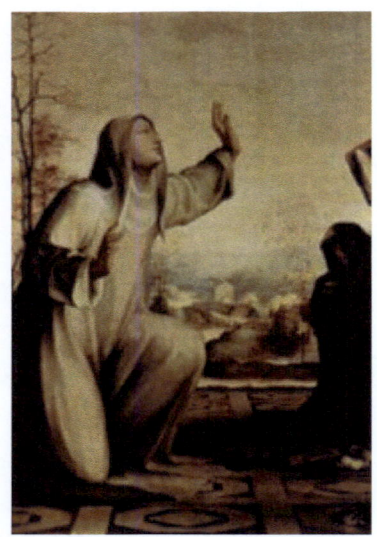

1200-luvulla Eurooppaa riivasi ilmiö, jota kutsutaan *Pyhäksi anoreksiaksi.* Pyhät anorektikot näännyttivät itsensä nälkään palvellakseen jumalaa, mutta toisaalta paetakseen oman aikansa naisille asettamia vaatimuksia.

PYHÄ KATARIINA SIENALAINEN (1347-1380).

Katariina aloitti työnsä Sienan sairaiden ja köyhien parissa vuoden 1368 vaiheilla. Hänet opittiin pian tuntemaan sekä karitatiivisesta toiminnastaan, että siksi, että hän oli hyvä sielunhoitaja. Ihmistuntemustaan hän piti Jumalan lahjana:

> " Minä annan sinulle kyvyn nähdä hengellisesti. Sen avulla näet kaikkien läheisyyteesi tulevien sielujen kauneuden ja mädännäisyyden..."

Katariinan ympärille alkoi muodostua ryhmä hänen oppilaistaan ja seuraajistaan, joka kokoontui hänen huoneessaan Benincasan talossa. Ryhmää kutsuttiin nimellä "bella brigata" ja siihen kuului kaikenlaisia ihmisiä, pappeja, sääntökuntalaisia ja maallikoita.

Katariina toimi niin aktiivisesti köyhien ja sairaiden parissa ja sai sellaisen maineen sielunhoitajana, joka käännytti pahimmatkin epäilijät, että kirkon johtomiehetkin alkoivat kiinnittää häneen huomiota. Varsinkin elämänsä viimeiset viisi vuotta Katariina teki voimakkaasti työtä rauhan ja yhteyden puolesta. Hän piti koko ajan kirkon parasta silmiensä edessä, asettui ehdoitta köyhien ja sorrettujen puolelle ja hyökkäsi ankarasti sekä kirkollisia että maallisia johtajia vastaan, kun nämä eivät eläneet Kristuksen käskyjen mukaan. (http://maallikkodominikaanit.blogspot.com/2012/09/pyha-katariina-sienalainen.html, viitattu 31.8.2018.).

Itsensä lopulta kuoliaaksi näännyttänyt Pyhä Katariina Sienalainen, onkin tunnetuin Pyhä anorektikko. Eräänlaiseksi nykyajan pyhäksi anorektikoksi voisi sanoa filosofi Simone Weilia (1909-1943), joka myös paastosi itsensä kuoliaaksi.

Itsensä hengiltä laihduttaminen ei kuitenkaan ole paastoamisen tarkoitus vaan siitä voi olla joillekin henkilöille ihan terveydellistäkin apua. Ainakaan kaikkia lääketieteellisiä tutkimuksia ei tule ihan heti tyrmätä. Asia on tutustumisen arvoinen, niin kuin paaston historiakin. Osallistukaamme siis mielenvirkeyttä lisäävään keskusteluun!

EETTISIÄ NÄKEMYKSIÄ KAS-VISSYÖNNISTÄ JA PAAS-TOSTA

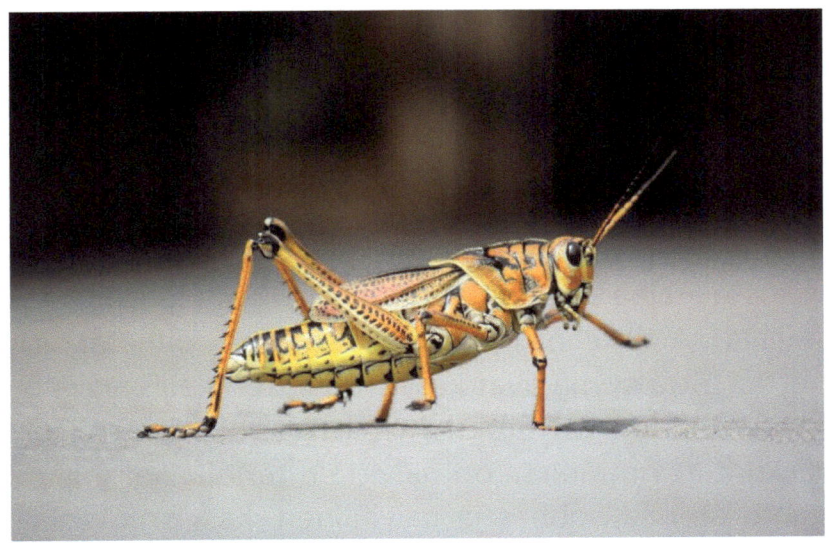

SÖISITKÖ SINÄ KUIVATTUJA HEINÄSIRK-KOJA TAI TOUKKIA?

Ruokakulttuurimme jos mikään elää jatkuvan haasteellisuuden aikaa, jo pelkästään ilmastonmuutoksen ja väestön kasvun takia. Maistoin itsekin paljon proteiinia sisältäviä kuivattuja heinäsirkkoja ensimmäisen kerran Turun kirjamessuilla 2017 ja voin sanoa pitäneeni mausta, aivan kuin ruisleivän maku! Kuivattuja heinäsirkkoja, toukkia ynnä muita sellaisia hyönteisiä ajatellaan ratkaisuksi ihmiskunnan proteiinin tarpeeseen.

21.8.2018 Helsingin Sanomissa oli artikkeli "Varusmiehille aletaan tarjota pakollinen kasvisateria kahdesti viikossa – Liha korvataan sieniproteiinivalmisteella tai soijalla". Artikkelin kirjoittanut Pauliina Grönholm painottaa, että syynä ovat kasvisruoan terveellisyys ja lihantuotannon vaikutukset ilmastonmuutokseen. Varuskuntaravintoloissa on päivittäin tarjolla kaksi lämmintä ateriaa, lounas ja päivällinen. Kasvisruokaa ei kuitenkaan tarjota päivän molemmilla aterioilla. Kasvisruokaa on ollut tarjolla aikaisemminkin. Esimerkiksi pinaattiletut ovat olleet suosittuja varusmiesten keskuudessa. Kuuden viikon jaksossa kasvisruokia on ollut kahdeksan, nyt määrää lisätään kahteentoista.

Sellaisille, jotka eivät syö lihaa, on ollut tarjolla päivittäinen vegaanivaihtoehto. Myös eri kaupungeissa on tehty periaatepäätöksiä kasvisruokavaihtoehdoista kouluissa. Esimerkiksi Helsingissä on kerran viikossa kasvisruokapäivä ja Espoossa kasvisruokavaihtoehto tuli päivittäiseksi vuoden 2018 huhtikuusta lähtien. Jopa edelläkävijämaassa Norjassa puolustusvoimissa siirryttiin vuonna 2013 yhteen kasvisruokapäivään viikossa. Syynä tähän ovat olleet ilmastosta huolehtiminen, ympäristöystävällisyys ja terveelliset elämäntavat. Lisäksi kasvisruokapäivän lisääminen on vähentänyt arvioiden mukaan Norjassa lihankulutusta 150 tonnilla. Suomen puolustusvoimat eivät vielä ole osanneet arvioida muutoksen merkitystä, mutta varmaa on, että sadoista tonneista puhutaan.

24.8.2018 Turun Sanomissa oli uusi artikkeli "Armeija kärsii henkilöstöpulasta". Aihepiiriin kuului korostava otsikko: "Jussi Niinistö: Kukkakaalipirtelöllä ei taistella". Artikkelin kirjoittanut Anita Simola (TS/LM) kertoo, kuinka kasvisruoka-ateriat tulivat puolustusministeri Jussi Niinistölle yllätyksenä.

25.8.2018 keskustelu jatkui Turun Sanomissa: "Varus-miehiä ei pakoteta kasvissyöjiksi". Artikkelin on kirjoit-tanut Maija Salmi (TS/LM). Tämä osaltaan todistaa kuinka herkkä aihepiiri kasvisruokailu vs. lihansyönti ylipäätään on. Halusin tähän lyhykäisesti tuoda nyky-ajan diskurssin polttopisteitä päiväuutisissa, koska niin kuin aikaisemmin, myös nykyaikana samoista aiheista keskustellaan.

Uusia tutkimuksia eri ainesosien hyödyllisyyksistä tai haittapuolista tulee koko ajan. Tietoa on paljon. Ter-veyttä ja sairautta eri kulttuureissa määritellään eri ta-voin. Määritelmistä näkyy, ajatellaanko ruumis, mieli ja henki yhdeksi kokonaisuudeksi vai erillisiksi osiksi. Käsitykset elävät ajassa. Eri aikakausina vallitsevat lää-ketieteelliset käsitykset ja tutkimukset vaikuttavat lää-kärien koulutukseen ja parannustapoihin. Sitä kautta ne voivat vaikuttaa myös kansanlääkintään. Toisaalta kansanlääkintä vaikuttaa koululääketieteeseen, ja se toimii koululääketieteen rinnalla tai jopa osana sitä.

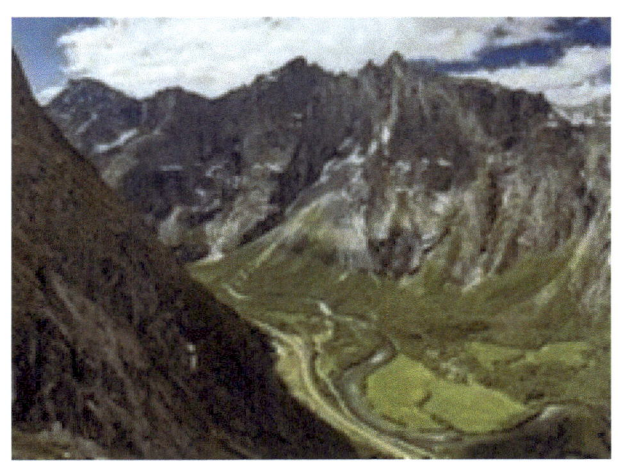

TIIBETISSÄ ON KOKONAISVALTAINEN LÄÄKINTÄKULTTUURI. MIELI JA RUUMIS HUOMIOIDAAN SAIRAUKSISSA.

47

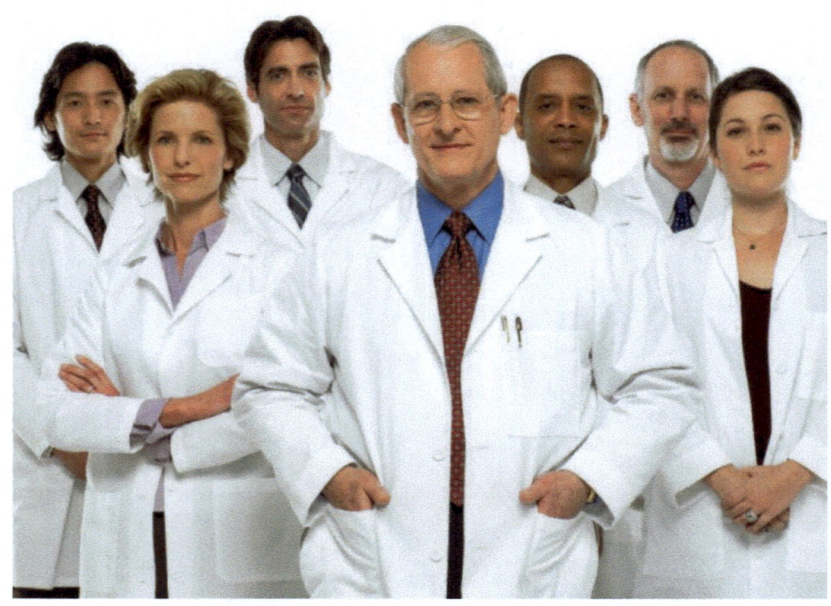

KOULULÄÄKETIEDE – LÄNSIMAALAINEN HOITOTAPA?

Arkkiatri Risto Pelkonen onkin hienosti kirjoittanut vuosituhantisista käsityksistä artikkelissaan "Lääketieteen juurilla" teoksessa "Lönnrotin hengessä" (2002):

"Ensin olivat tähdet ja demonit, vihat ja nenät, miasmat ja magnetismi. Nyt sairaudet syntyvät ympäristön ja perimän yhteisvaikutuksesta. Sitten ovat ihmisten tekemät omat valinnat ja kaiken takana kurkkiva odottamaton ilkikurinen sattuma. Kunhan nykyistä paremmin opitaan tuntemaan geenien ja ympäristön, sielun ja sooman tai hengen ja ruumiin keskinäinen vuorovaikutus, saatan kuvitella, että tautinimistö kirjoitetaan uudella tavalla. Ehkäpä silloin selviää myös tunteiden ja psykososiaalisten tekijöiden merkitys sairauksien synnyssä."

Toisinaan kulttuuriantropologit tutkivat heimoja siinä toivossa, että heidän lääkitsemiskulttuurista saadaan apuja nyky-yhteiskunnan terveysongelmiin. Myös ruoka-aineita, uusia mausteita ja hajusteita etsitään, mennään Tiibetin ylängöille tai Amazonien intiaanien pariin. Taustalla on ajatus, että näillä yhteisöillä terveydenhoito on kokonaisvaltaisempaa. Kehon sairauksien ehkäisyä ja parantamista säädellään ensisijaisesti ruokavaliolla ja tasapainottamalla kehon sisäisiä virtauksia. Esimerkiksi tiibetiläisessä kulttuurissa puhutaan *sowa rigpa* teoriasta, jossa laajemmin tavoitellaan yksilön moraalisuutta kaikkeen toimintaan ja etsitään syitä ja seurauksia sairastumiseen.

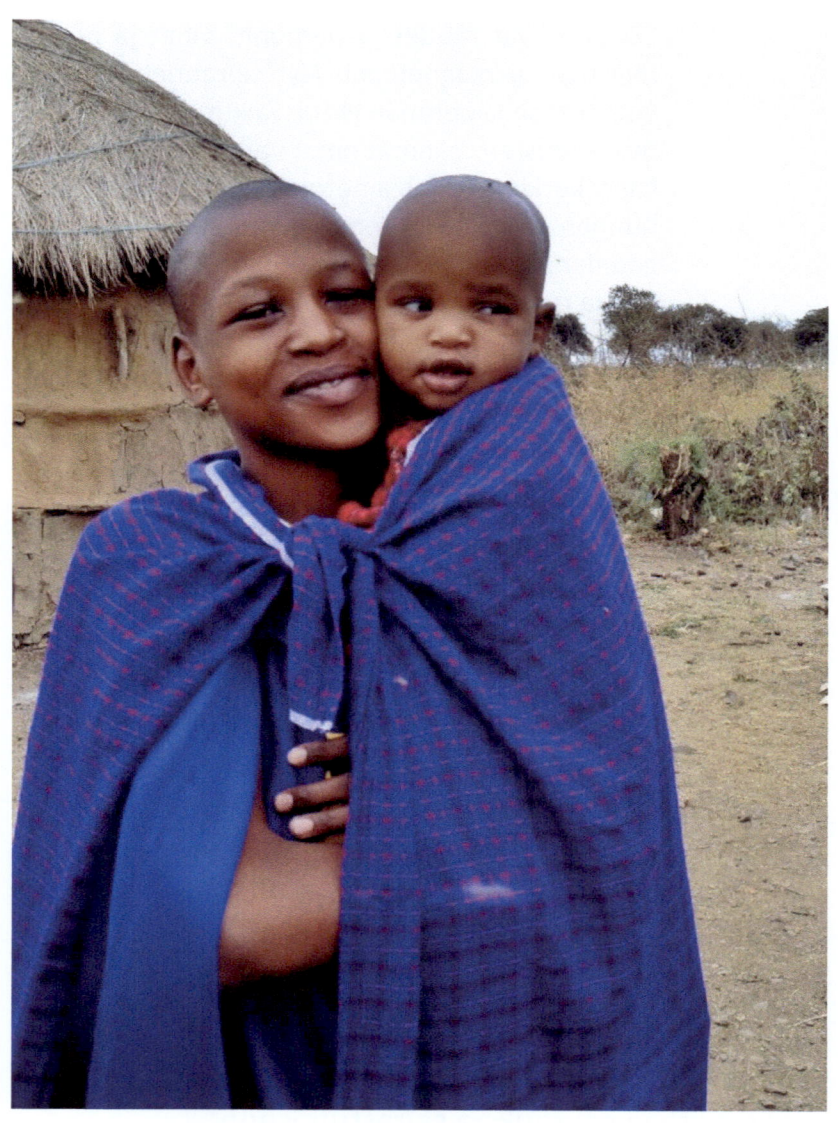

Suomalainen tutkija Albert Hämäläinen on kirjoittanut teoksen "Ihmisruumiin nesteet suomalais-ugrilaisten kansojen taikuudessa." Taikapsykologinen tutkimus on vuodelta 1920. Siinä käydään läpi erilaisia taikoja, joita suomalais-ugrilaisilla ihmisruumista kohtaan on. Tarkastelun kohteena ovat niin kynnet, hiukset, synnytyksen jälkeiset ja napanuora, hampaat, hiki, sylki, henkäys ja suupala, kyyneleet, ulostus, virtsa, pesu- ja ristimävesi, kylpyvitsa, vaatteet jne.

Hauskana esimerkkinä sanottakoon, että hien käyttö on ollut yleistä lemmen herättämistarkoituksissa ja niihin kuuluvissa taioissa. Esimerkiksi hyvätapaisen miehen saa se, joka ennen vihille menoa panee juustopalan kainalonsa alle ja antaa vihiltä tultua sulhasen syödä, näin siis uskottiin Laitilassa.

Tärkeintä Hämäläisen tutkimuksesta on mielestäni ymmärtää se, että monet vanhat kulttuurit, kuten suomalais-ugrilaisetkin kulttuurit, olivat ylipäätään kiinnostuneita ruumiin nesteistä. Myöhemmin teoksessani puhutaan Galenoksen humoraaliopista ja sen vaikutuksista terveyskäsityksissä.

Jo muinaisilla egyptiläisillä, kuten humoristisesti voisi todeta, oli eräitä ravintoon liittyviä kieltoja, jotka ainakin osittain johtuvat siitä, että suoliston sisällön likaisuuden uskottiin olevan syynä sairauksien syntymiseen. Jo vuoden 2000 e.a.a. aikoihin eläimet jaettiin *puhtaisiin* ja *epäpuhtaisiin*. Puhtaita olivat ne, jotka käyttivät pelkästään kasvikunnasta peräisin olevaa ravintoa, epäpuhtaita ne, jotka söivät eläimiä. Sikaa pidettiin epäpuhtaana, sillä sianlihan syömisestä saattoi olla seurauksena *trikiinien* eli sukkulamatojen aiheuttama tauti.

Seitsemännen päivän adventistit muodostavat myös uskonnollisen ryhmän, jolla on ruoanvalintaan vaikuttavia säännöksiä. Tämän 1800-luvulla Yhdysvalloissa syntyneen opin mukaan sianliha, veri ja muut sisäelimet ovat kiellettyjä elintarvikkeita. Osa adventisteista noudattaakin laktovegetaarista ruokavaliota. Adventistit eivät myöskään pidä suotavana alkoholijuomien, kahvin ja teen nauttimista.

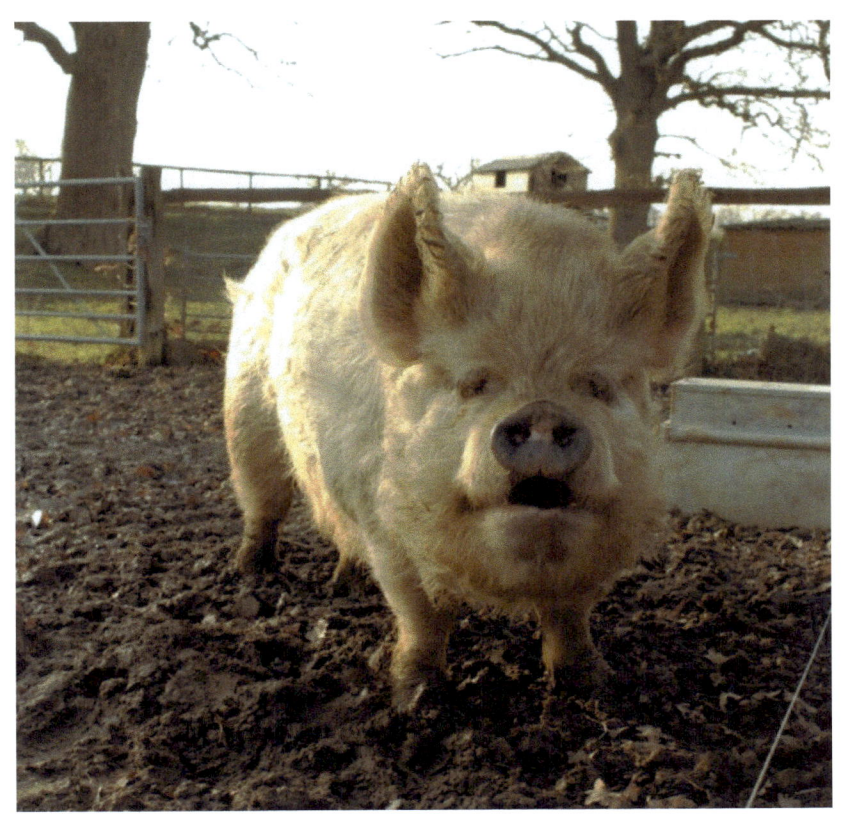

MONISSA LÄHI-IDÄN KULTTUUREISSA EI SYÖDÄ SIANLIHAA.

Johannes Haussleiterin teos "Der Vegetarismus in der Antike" (1935) on edelleen kattavin tutkimus antiikin vegetarianismista. Hänen mukaansa antiikin kasvissyönnin taustalla olivat pythagoralaiset dieettisäännöstöt ja usko sielunvaellukseen. 500-luvulla e.a.a. elänyt Pythagoras oli antiikin käsitysten mukaan ensimmäisiä, joka väitti, että sielu voi siirtyä seuraavassa elämässä myös eläimeen, ei vain ihmiseen.

Eläimilläkin katsottiin olevan sielu, mutta ei mikään eläinsielu, vaan sieluja oli yhdenlaisia, ja ne saattoivat reinkarnoitua eläimeen tai ihmiseen. Kritiikkiäkin esitettiin: mitä vahinkoa sielulle tulee, jos sen asunto, ruumis tuhotaan, jopa syödään? Sieluhan siirtyy vain seuraavaan ruumiiseen.

Pythagoras korosti kuitenkin ihmisen ja eläimen tasa-arvoisuutta. Eihän kukaan halua harjoittaa kannibalismia, sillä eläimen surmaaminen ja syöminen vertautui ihmisen surmaamiseen ja syömiseen.

PAASTOAMISEN HENKISYYS

Tutustuttaessa paaston historiaan on ensisijaista ajatella, mitä paastoaminen on? Useammat ihmiset paastoavat uskonnollisista, moraalisista ja terveydellisistä syistä, toisinaan syyt sekoittuvat riippuen maailmankatsomuksellisista kysymyksistä. Mutta jos tarkastellaan paastoamista uskonnollisten syiden kautta, voidaan ajatella, että paastoaminen on eräänlainen *liminaali*, välitila, pyhän ja profaanin eli maallisen välillä. Paastotessaan ihminen tavoittelee pyhän kokemusta, pyhää tilaa tai puhdistautumista. Mahatma Gandhille se oli kamppailua Totuuden kanssa.

Tämä onkin ratkaisevaa, sillä Gandhilla on selkeä jako pyhän ja profaanin välillä. Uskonnon määrittely on vaikeaa, siksi romanialainen uskontotieteilijä Mircea Eliade (1907-1986) loi tämän kaksinapaisen jaottelun. Uskonnollinen ihminen saavuttaa rituaalin avulla kokemuksen pyhyydestä ja pitää tätä pyhää varsinaisena todellisuutena.

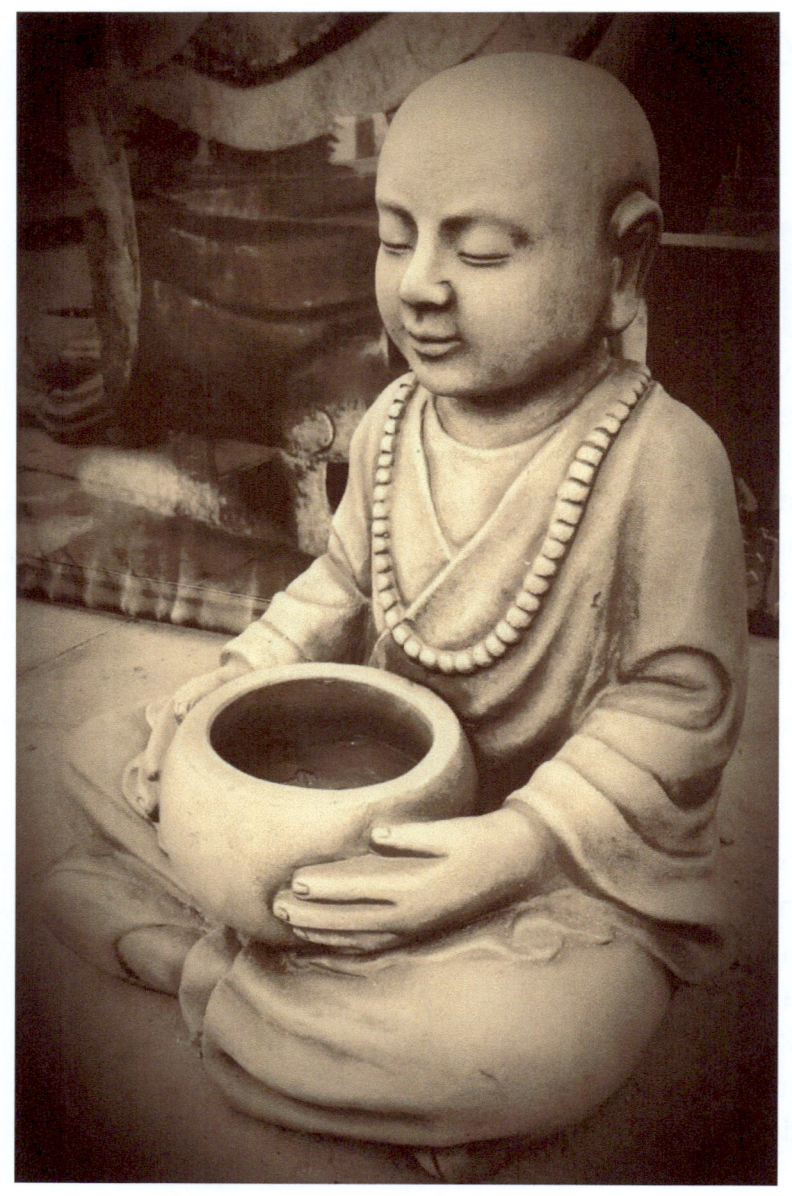

Pyhä todellisuus on myyttistä todellisuutta, joka tavoitetaan rituaalin eli uskonnon harjoittamisen avulla. Uskonnollinen todellisuuskäsitys on siis myyttinen ja se todellistuu rituaalissa ja on ymmärrettävissä vain sen kautta. Rituaalin kautta myös havaittava maailma voidaan pyhittää, jolloin se koetaan uskonnollisesti merkityksellisenä. Rituaalissa myytti konkretisoituu ja "myyttinen alkuaika" palaa osaksi nykyhetkeä.

Paasto on uskonnollinen ilmiö, jota tavataan monissa eri uskonnoissa. Se on sidottu ajan kulkuun, kalendaarisiin kuin yhteisöllisiin tapahtumiin. Paastota voidaan sekä individuaalisesti eli yksilöllisesti ja kollektiivisesti eli yhteisöllisesti. Molemmissa tapauksissa paastolla on uskonnon määrittelemä tarkoitus. Yleensä paastotaan valmistauduttaessa tärkeään tehtävään. Kristillisen perinteen mukaan Jeesus aloitti uransa paastoamalla, samoin buddhalaisuudessa prinssi Gautama ennen Buddhaksi tuloa. Islamilaisen perimätiedon mukaan Muhammed paastosi ennen sitä yötä, jolloin hän ensimmäisen kerran otti vastaan Jumalan ilmoituksen.

Paasto lujittaa yksilön vakaumusta ja yhteisön sosiaalista yhteenkuuluvuutta. Paastoamiseen liittyvät usein seikkaperäiset, perinteen välittämät muodot ja ohjeet sekä päämäärät. Paasto on siis yksi rituaali, jonka avulla ihminen siirtyy arkitodellisuudesta toisenlaisen todellisuuden kokemiseen.

Jos nyt ajatellaan, että paastoaminen on välitila pyhän ja profaanin välillä, niin mitä ovat pyhä ja profaani? Uskontotieteessä itse uskonnon määrittely voi tapahtua monenlaisten erilaisten suuntauksien kautta. Määrittely pyhän ja profaanin kautta on yksi tällainen tapa. Erityisesti funktionalistisessa uskontotieteessä ja uskontososiologiassa on edustettu näkemystä, että maailma voidaan jakaa kahteen luokkaan, kahteen tilaan: pyhään ja profaaniin. Profaanit asiat ovat tavallisia, arkipäiväisiä asioita. Pyhät asiat hieman määritelmästä riippuen tavalla tai toisella arjesta poikkeavia, joskus kutsuvia, mutta toisaalta vaarallisia ja erityistä käsittelyä vaativia asioita.

Eri uskontotutkijat ovat lähestyneet aihetta hieman eri aspekteista. Amerikkalaiselle uskontopsykologille William Jamesille (1842-1910) uskonto oli yksityisen ihmisen tunteita, toimintoja ja kokemuksia heidän yksinäisyydessään, sikäli kun he käsittivät itsensä suhteessa johonkin, jota he pitivät jumalallisena. Paastoaminen tavallaan on yksinäistä kamppailua, jossa toiminnon avulla tunnekokemusta pyritään rakentamaan suhteessa pyhään. Arkiset toiminnot halutaan tuoda pyhän piiriin, arkiset toiminnot, kuten ruokailu ja hygienia, puhtaus.

Ranskalaiselle uskontososiologille Emile Durkheimille (1858-1917) uskonto taasen oli pyhiä, erityisiä ja kiellettyjä asioita koskevien uskomusten ja tapojen solidaarinen järjestelmä – uskomusten ja tapojen, jotka yhdistävät kaikki niihin uskovat yhdeksi moraaliseksi yhdyskunnaksi, jota kutsutaan kirkoksi. Paastoaminen on siis tapa, joka tiettynä aikana tuo esille kiellettyjä tapoja. Esimerkiksi ortodokseille ruokapaasto on vain osa paastoa. Heille paastoamiseen kuuluu myös hengellisen elämän syventäminen omakohtaisen rukouselämän ja jumalanpalveluksiin osallistumisen kautta. Sisäinen synneistä puhdistautuminen tapahtuu paastoaikoina synnintunnustuksen sakramentin eli katumuksen mysteerin kautta. Katumuksen mielialaan vaikuttaa myönteisesti myös ruokapaasto. Paasto, paastoaminen on siis ortodokseille laajempi, kokonaisvaltainen elämäntapa, asenne. Näin on

monissa muissakin uskonnoissa kuten islamissa, budd-
halaisuudessa ja hindulaisuudessa.

Ruotsalaiselle uskontotieteilijälle Nathan Söderblo-
mille (1866-1931) uskonnollinen on sellainen ihminen,
jolle on jotakin pyhää. Paastoajalle pyhää on omien
mielihalujensa kaitseminen ja eräässä mielessä kilvoit-
telukin. Paastoaja piirtää rajaviivan pyhän ja maallisen
eli profaanin väliin. Paastoamalla hän pyrkii pääse-
mään pyhän yhteyteen ja ymmärtämään mitä pyhä
on.

Romanialainen uskontotieteilijä Mircea Eliade (1907-
1986), myöhemmin Amerikkaan emigroitunut tutkija,
on kuuluisa juuri pyhän ja profaanin erottelusta. Hä-
nellä on tämän niminen teoskin. Opiskeluaikoinaan
hän matkusti Intiaan jatko-opiskelemaan ja palasi Ro-
maniaan vuonna 1932. Tällöin hän julkaisi väitöskir-
jana analyysinsä joogasta. Mircea Eliaden vahvuutena
on pidetty hänen kykyään yhdistää *tutkijan* ja *kokijan*
(*uskovan*) näkemykset. "Pyhä ja profaani" -teoksen
(suomennos ilmestynyt vuonna 2003) suomentajan
Teuvo Laitilan mukaan Eliaden tavoitteena on kuvata
uskontoa sekä yleisenä viitekehyksenä että

yksittäisinä valintoina, joita ryhmä tai yksilö tekee tämän kehyksen asettamissa rajoissa, tilanteina, joissa ryhmä tai yksilö elää konkreettisesti todeksi pienen osan siitä kaikesta, joka abstraktisti, mahdollisuutena, sisältyy yleiskäsitteeseen "uskonto". Eikö juuri paastoaminen, paasto, ole konkreettinen tapa elää todeksi "uskontoa" tai Eliadea mukaillen lähestyä pyhän merkitystä, totuutta. Tietysti, jos tarkennan vielä, se on yksi rituaalinen tapa elää "uskontoa" todeksi.

Esimerkiksi hellenistisissä mysteeriuskonnoissa paasto oli tapa kasvaa ihmisyydessä. Samaa ihannetta tavataan jainalaisuudessa. Tasankointiaanit taasen etsivät itselleen paaston ja vaeltamisen avulla "suojelevaa henkeä". Tunguusi- tai nykytermein evenkisamaani etsi paaston avulla itselleen "väkeä" voidakseen tehdä matkan henkien maailmaan.

Paastoaminen saattoi olla myös joissakin yhteisöissä rankaisukeino: kärsimällä nälkää ja janoa ihminen sovittaa tiettyjä rikkomuksia ja puhdistautuu niistä. Tällöin paasto on niin sanottua uskonnollista vaihtoa. Ihminen hyvittää, jos on toiminut vastoin henkien tai jumalan/jumalien määräämiä sääntöjä ja tapoja.

Paastolla on tässä tapauksessa eettinen ja kasvatuksellinen merkitys.

PAASTOTA VOI TERVEYDELLISISTÄ, MORAALISISTA TAI USKONNOLLISISTA SYISTÄ; TOISINAAN KAIKKIEN NÄIDEN SYIDEN YHTEISVAIKUTUKSESTA.

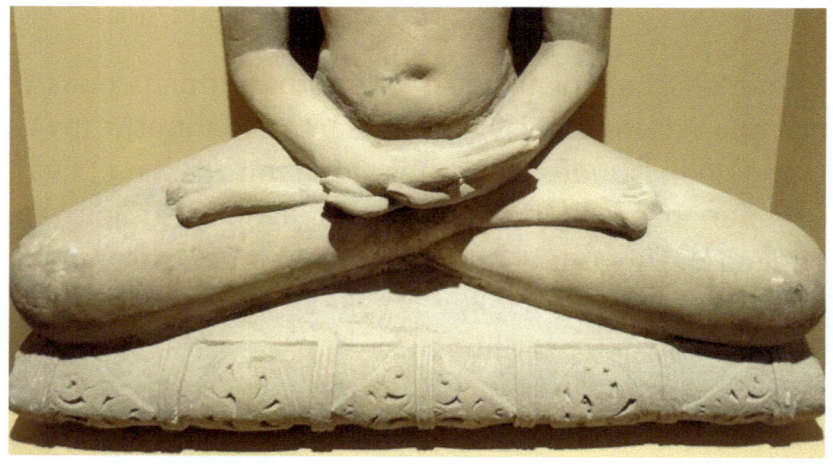

INTIALAISILLE JOOGA JA PAASTOAMINEN OVAT OLLEET TÄRKEITÄ USKONNOLLISIA RITUAALEJA.

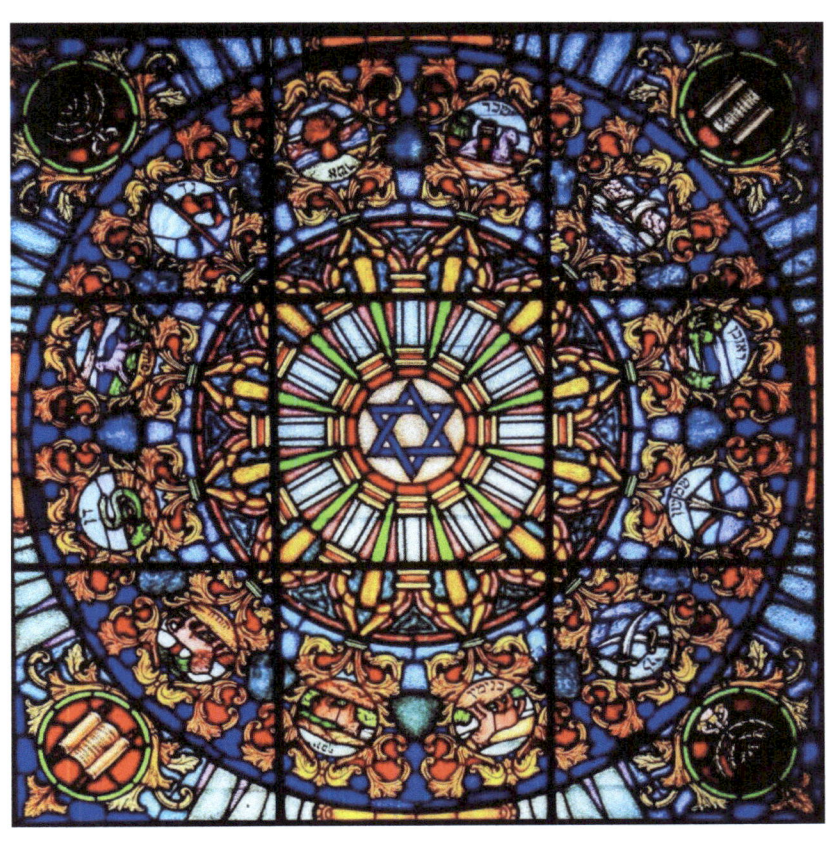

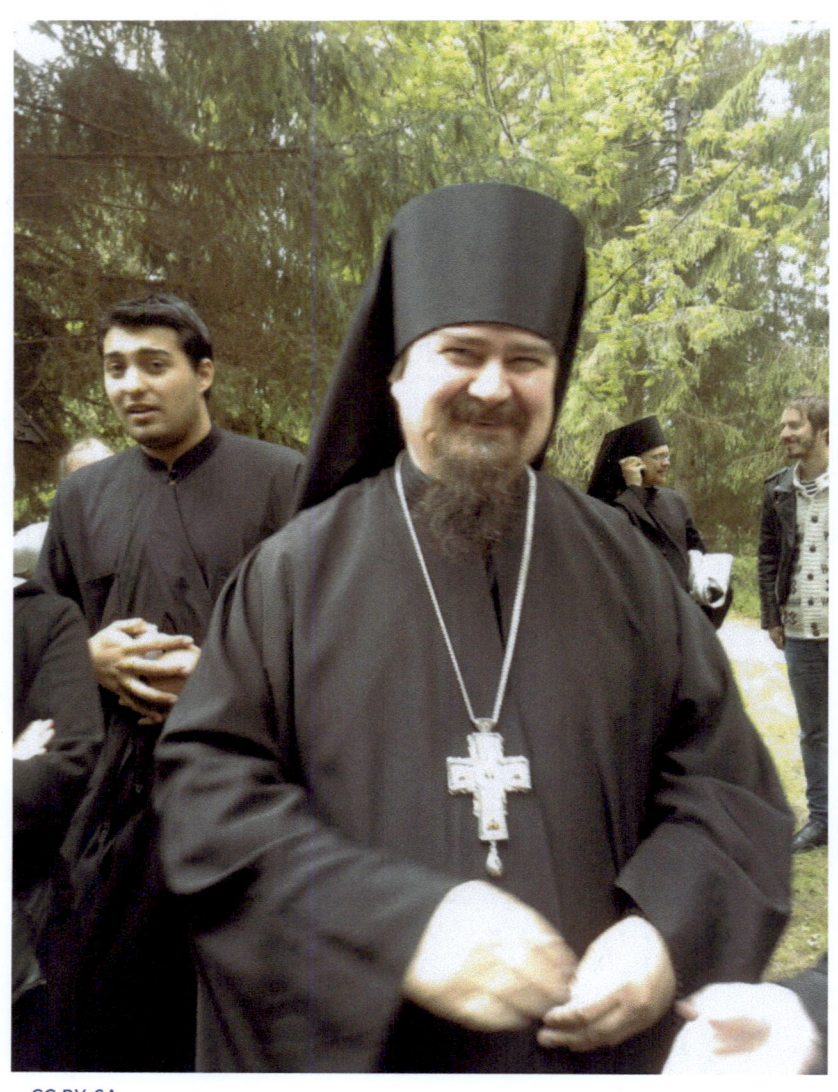

ORTODOKSIEN USKONNOL-LINEN PAASTOAMINEN

Kristillisyydessä paastoaminen on vanha perinne. Lähtökohdat löytyvät jo Raamatusta. Aatamin ja Eevan ollessa Paratiisissa Jumala antoi paastosäännön, käskyn olla syömättä hyvän ja pahan tiedon puusta (1. Moos.2:16-17). Jeesuskin paastosi 40 päivää valmistautuessaan aloittamaan julkisen toimintansa (Matt.4:2).

Ortodoksisuudessa paastoaminen on kehotettu tapa ainoastaan terveille ihmisille. Sellaiset ihmisryhmät, kuten sairaat, raskasta ruumiillista työtä tekevät, sotilaat, odottavat äidit ja pienet lapset on vapautettu paastoamisesta. Näin on myös pitkälti muissakin uskonnoissa.

Ortodoksisessa kirkkovuodessa vuorottelevat paasto- ja juhla-ajat. Tässä mielestäni on tärkeä ymmärtää,

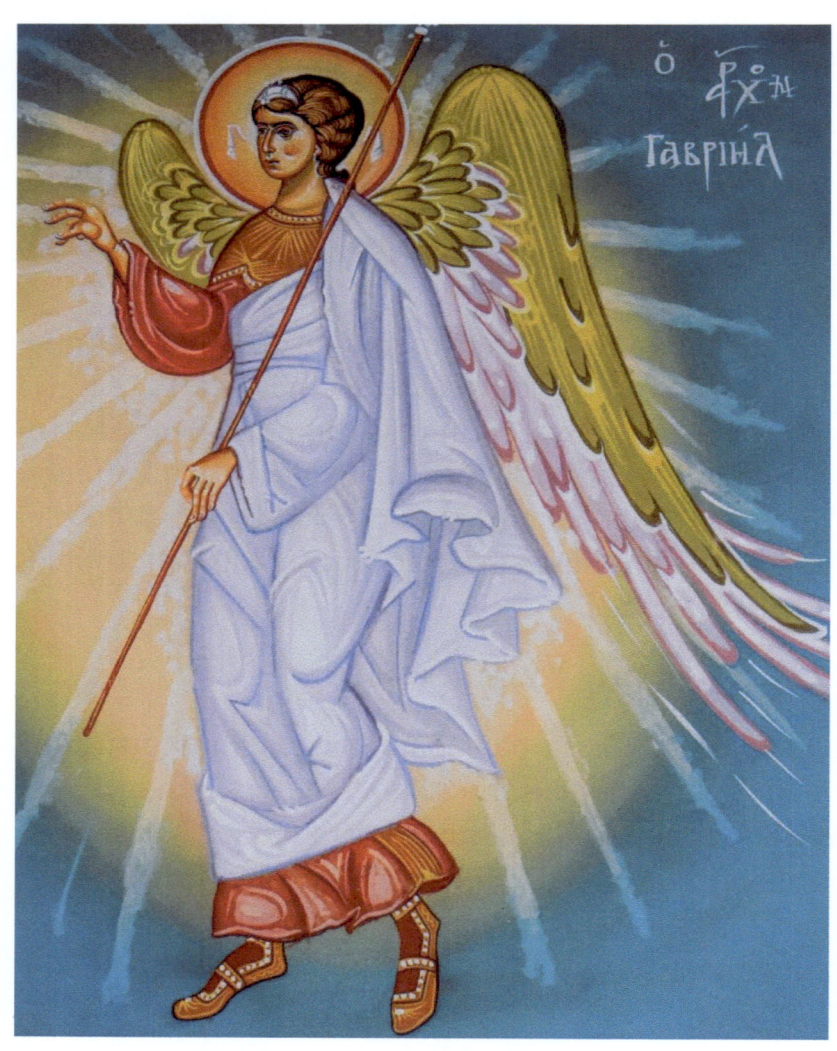

että myös pyhä ja profaani täten vuorottelevat. Pyhä piirtää rajan arjen keskelle. Tekee samalla myös arkisesta aherruksesta merkityksellistä, ja jos arjen ponnisteluissa onnistutaan samalla myös se antaa aiheen juhlaan.

Mutta koko kirkkovuoden keskiviikko ja perjantai näyttelevät tärkeää osaa ortodoksien elämässä. Tämä siksi, että Jeesus Kristus kavallettiin keskiviikkona ja perjantaina hänet ristiinnaulittiin. Molemmat muistopäivät ovat siten paastopäiviä. Hartaat ortodoksit suorittavat siten tavallaan 5:2-diettiä, jossa kahtena päivänä syödään hyvin kevyesti eli alle normaalien päiväravintoarvomäärien. Voisi siis ajatella, että "uudella" 5:2-dieetillä olisi ainakin kristillisessä ortodoksikulttuurissa pitkät perinteet.

Lisäksi luostareissa munkit ja nunnat paastoavat myös maanantaisin, jolloin muistellaan enkeleitä. Luostarielämää on Arkkimandriitta Sergein mukaan verrattu enkelielämään, koska enkelit eivät syö koskaan.

Poikkeuksiakin on, jolloin perinteiset viikoittaiset paastopäivät ovat paastottomia: Kristuksen ylösnousemusjuhlan jälkeinen Kirkas viikko on paastoton, samoin joulun jälkeinen viikko ja helluntaiviikko. Kirkkovuoden suuret juhlat ovat myös paastottomia, mikäli ne sattuvat viikoittaisille paastopäiville.

Neitsyt Marian kuolonuneen nukkuminen ja Herran ristin löytämisen ja ylentämisen juhla ovat aina paastopäiviä. 5.1. eli teofanian aatto, 29.8. eli Johannes Kastajan mestauspäivä ja 14.9 eli Pyhän Ristin ylentämisen juhla ovat myös aina paastopäiviä.

Ennen ehtoollista ortodokseilla on täydellinen paasto. Tällöin ei juoda eikä ruokailla lainkaan puolen yön jälkeen. Poikkeuksena on lääkkeet. Jos lääkäri on määrännyt lääkkeitä, niitä otetaan pienen syömisen tai veden kera. Suositellaan, että lääkkeet otettaisiin aamulla, jotta jumalanpalveluksessa jaksettaisiin olla. Kaikkein ankarin paasto on suuri paasto, pääsiäistä edeltävät neljäkymmentä päivää. Se valmistaa ortodoksikalenterin mukaisesti vuoden tärkeimpään juhlaan, pyhään pääsiäiseen.

Suuren paaston aikana toimitetaan iltaisin niin sanottuja ennenpyhitettyjen lahjain liturgioita, jolloin ehtoolliseen osallistuvat paastoavat noin kuusi tuntia ennen ehtoollista. Jos ennenpyhitettyjen lahjain liturgia on aamulla, paastotaan edellisestä illasta saakka.

Liha, kala, kananmunat eivätkä maitotaloustuotteet, kuten juusto tai voi kuulu paastopäiviin. Samoin alkoholia ei käytetä. Sen sijaan kasvikset, vihannekset, marjat, sienet, hedelmät ja kasvisperäiset öljyt ja pähkinät kuuluvat ruokavalikoimiin.

Paastoruokien perinteeseen vaikuttavat pitkälti paikalliset ruokakulttuurit, ilmasto ja luostarien omat käytänteet. Ortodoksisesta kirkkokalenterista löytyy päivittäisiä ohjeita. Esimerkiksi paastonaikaan tai paastopäiviin sattuvalla juhlalla saatetaan noudattaa kevennettyä paastoa. Silloin kala ja muut merenantimet: mustekalat, ravut ja äyriäiset kelpaavat ruoaksi.

On luonnollista, että tietty funktionaalisuus paastoamisessakin on. Ammennetaan maan ja veden antimia siten, kuinka niitä on saatavissa. Sieniruoat kuuluvat pitkälti syksyyn, samoin marjat.

Kaikkiaan ortodoksisen kirkkovuoden jakaa neljä pitkää paastoa. Näitä ovat joulupaasto, suuri paasto, apostolien paasto ja Jumalaäidin paasto. Joulupaasto alkaa 15.11 ja päättyy 24.12. Se siis kestää aina joululiturgiaan asti. Perinteisesti jouluaatto on ollut tärkeä paastopäivä, mutta tähänkin perinteeseen on saattanut tulla muutoksia. Tarkoituksena kuitenkin olisi, että syötäisiin vasta, kun iltatähti syttyy taivaalle.

Vaativin paastoista on siis suuri paasto. Kirkko valmistaa jäseniään suureen paastoon vähitellen niin sanottujen valmistusviikkojen aikana. Ensiksi luovutaan liharuoasta. Liharuoasta luopumisen viikolla siirrytään maitoruokaan. Viimeisen kerran ennen suurta paastoa lihaa syödään tuomiosunnuntaina. Maitoruoasta luopumisen viikko eli viimeinen viikko ennen suurta paastoa, myös laskiaisviikoksi kutsuttu, on blinijuhlien aikaa. Nyt pyritään käyttämään smetana ja voi loppuun ennen paaston alkua. Viimeiset maitoruoat syödään sovintosunnuntaina.

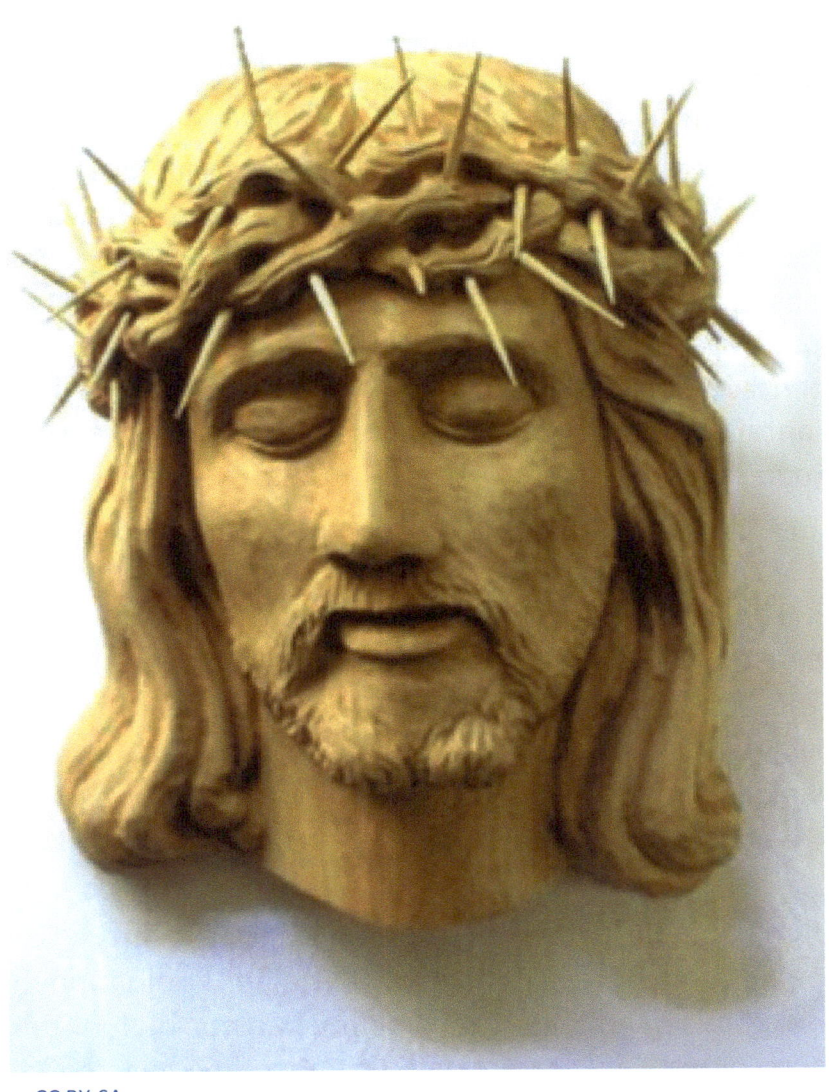

Suuren paaston ensimmäinen viikko on puhdas viikko. Siinä pyritään paastoamaan tiukasti etenkin pari kolme ensimmäistä päivää. Koko suuren paaston ajan kaikki liha- ja maitotuotteet ovat kiellettyjä. Kalaa saa syödä ainoastaan Neitsyt Marian ilmestymisjuhlana ja palmusunnuntaina. Vaikeimmat paastoviikot lienevät ensimmäinen viikko ja ristin kumartamisen viikko paaston puolivälissä. Suuri viikko on oma kokonaisuutensa, tällöin raskain paasto on määrätty suurelle perjantaille Jeesuksen Kristuksen kärsimyksen ja kuoleman muistoksi.

Kesän alussa viikko helluntain jälkeen alkaa apostolien paasto. Se päättyy Pietarin ja Paavalin juhlaan 29.6. Tähän paastoon vaikuttaa pääsiäisen ajankohta. Mikäli pääsiäinen on varhain, paastosta saattaa tulla hyvinkin pitkä ja monta viikkoa kestävä aika.

Jumalanäidin paastoaika on 1.8-14.8. Se päättyy Uspenie-juhlaan eli Jumalansynnyttäjän kuolonuneen nukkumisen juhlaan. Tätä elokuun paastoa on luontaisesti pidetty ankarampana kuin apostolien paastoa tai joulupaastoa.

Kuten aikaisemmin jo mainitsin ruokapaasto on osa koko paastoamista tarkoittavaa kokonaisuutta. Ortodokseille paastoajan tarkoitus on antaa enemmän aikaa lähimmäisille, kanssatovereille ja Jumalalle. Kaikenlainen auttamistoiminta on mitä mainiointa paaston ajan toimintaa. Käydään yksinäisten, sairaiden ja vanhusten luona, ei pelata tietokonepelejä, katsella elokuvia tai käydä teatterissa. Sen sijaan omistaudutaan hartaudenharjoittamiselle ja mielen ja ruumiin kilvoittelulle.

Kun paasto sitten on ohi, kaikki ruoat ja juomat ovat sallittuja. Ortodokseille etenkin pääsiäinen on juhlien juhla ja riemujen riemu. Sillä nousihan Kristus kuolleista ja kuolemalla kuoleman voitti. Paasto muistuttaa meitä näin hyvän ja hyvyyden olemassaolosta.

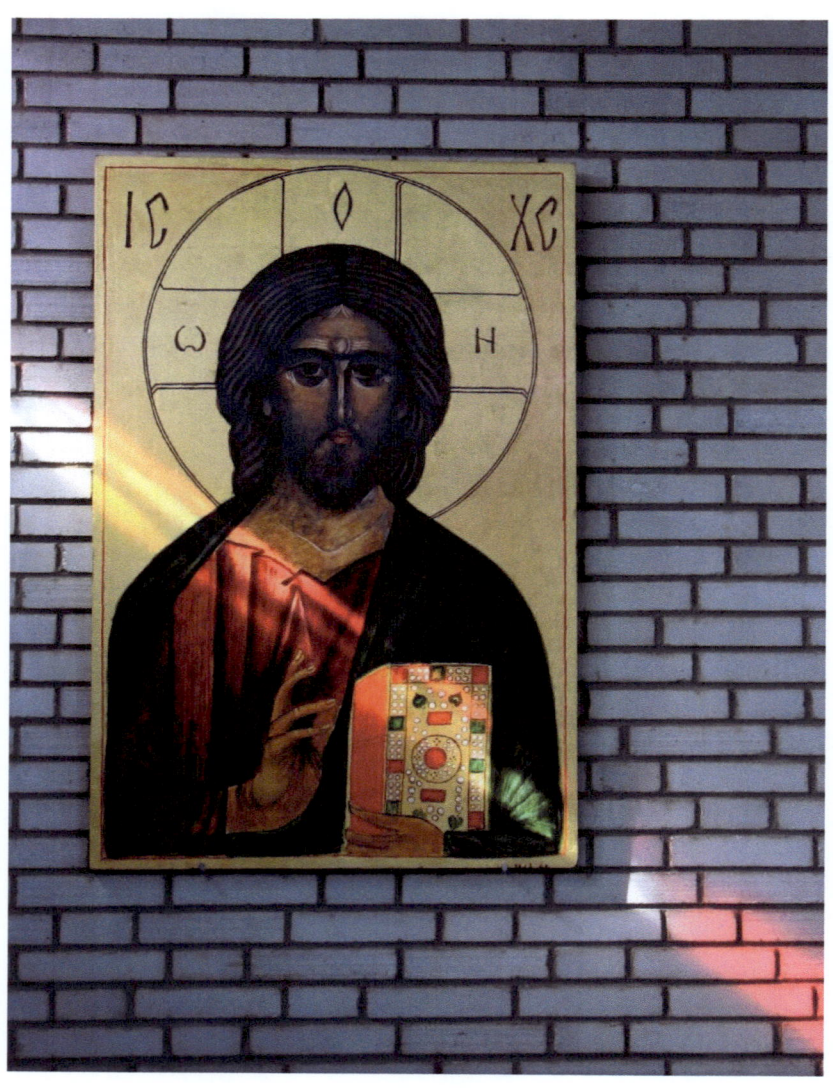

JUUTALAINEN PAASTO VAN-HALLA AJALLA

Juutalaisessa kulttuurissa vanhin laki tuntee vain yhden kalendaarisen paaston (zwn). Se on juutalaisen kalenterin seitsemännen, syys-lokakuulle sattuvan tišrin 10. päivän eli ns. sovituspäivän (jom kippur) paasto (3. Moos. 16-29-30). Sovituspäivä päättää juutalaisen vuoden aloittavan kymmenpäiväisen jakson, joka tunnetaan nimellä jamim nora'ìm, "pelkoa herättävät päivät" tai "erittäin pyhät päivät". Juutalaisen käsityksen mukaan niiden aikana ratkaistaan, kuka saa tulevana vuonna elää ja kenen on kuoltava. Jos ihminen on hyvä, Jumala kirjoittaa hänen nimensä "elämän kirjaan", päinvastaisessa tapauksessa nimi merkitään "kuoleman kirjaan". Koska useimmat eivät kuulu kumpaakaan ryhmään, on heitä varten olemassa kolmas kirja. Jumala tutkii heidät ja antaa heille aikaa parannuksen tekoon. Sovituspäivänä asia on loppuun käsitelty ja kirjat pannan pois. Pääsääntö on, että synnit annetaan anteeksi, jos ihminen tekee parannuksen.

Jom kippur -juhlapäivän tarkoituksena on nimensä mukaisesti oman käytöksen tutkiminen ja Jumalan lakia vastaan tehtyjen rikkomusten katuminen ja sovittaminen. Tämän takia ennen paaston alkua käydään pyytämässä anteeksi niiltä, joita on loukattu. Yleisen käsityksen mukaan katuessaan tai parannuksen tehdessään, ihminen saa loukkaukset (synnit) anteeksi. Profeetat, kuten Jesaja (58:1-4) ovatkin pitäneet pahojen tekojen katumista, hyvän tekemistä ja paastoa erottomasti toisiinsa kuuluvina toimintoina ja selittäneet, ettei Jumala hyväksykään muunlaista paastoa.

Jom kippur -paastoa edeltää juhlallinen ateria. Varsinainen paasto, joka kestää 25 tuntia, tulisi ihannetilanteessa viettää synagoogassa rukoillen. Tänä aikana kaikki aikuiset (tytöt 12- ja pojat 13-vuotiaasta lähtien) pidättäytyvät kaikesta ruuasta ja juomasta. Myöskään peseytymistä hyvänolon vuoksi ja hyväntuoksuisilla aineilla ei sallita. Aviopuolisot eivät saa olla sukupuolisessa kosketuksessa keskenään. Nahkaisia jalkineita ei saa käyttää vertauskuvalliseksi muistutukseksi siitä, että Tooraassa (Oppi eli viisi Mooseksen kirjaa) kielletää julmuus eläimiä kohtaan. Lapset, sairaat, raskaana olevat sekä imettävät naiset on vapautettu paastosta. Paasto päättyy kotona nautittuun ateriaan.

Pakkosiirtolaisuuden jälkeiseltä ajalta (400-luvulta e.a.a.) löytyy viitteitä muistakin yleisistä paastoista. Sakarjan kirja (8:19) mainitsee neljännen, viidennen, seitsemännen ja kymmenen kuun paaston. Ilmeisesti tarkoituksena oli muistuttaa Jerusalemin ja sen temppelin hävittämisestä vuonna 586 e.a.a. (ks. Jer. 52:12-27). Paastoamalla on myös muistettu temppelin toista hävittämistä vuonna 70 j.a.a.

Paasto aloittaa purim-juhlan, jota vietetään juutalaisen kalenterin neljäntenä kuukautena (helmi-maaliskuussa) pakkosiirtolaisuudesta eli "Babylonian orjuudesta" vapautumisen muistoksi. Esikuvana on Persian kuninkaalle Kserkseelle (k. 465 e.a.a) kansansa vapautumisen puolesta puhuneen juutalaissyntyisen kuningatar Esterin henkilökohtainen paasto, johon osallistui myös koko Susan kaupunki (Ester 4:16). Lisäksi hurskaat fariseukset ovat paastonneet yksilöllisesti kahdesti viikossa, maanantaisin ja torstaisin.

Juutalaisuudessakin paasto on kuulunut ratkaisevaan koitokseen tai tärkeään tapahtumaan. Näin on valmistauduttu henkisesti. Se on yhtäaikaisesti yksilöllinen ja yhteisöllinen kokemus.

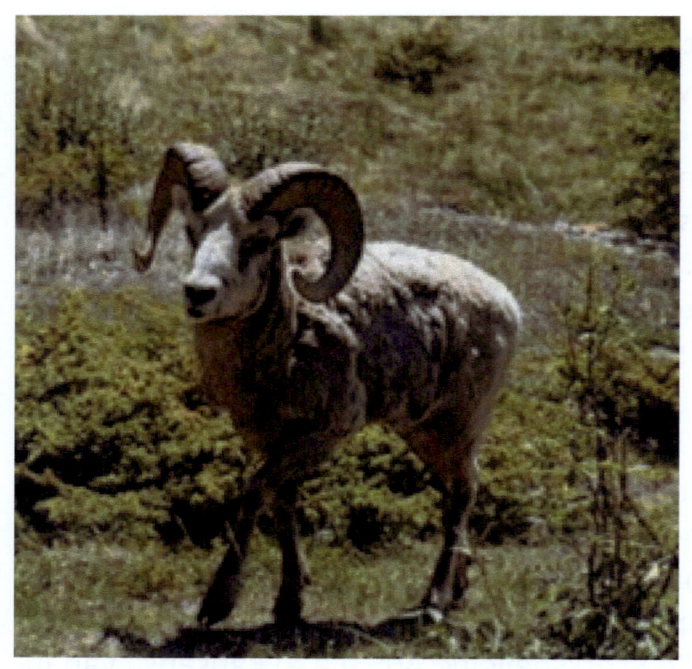

SOVITUSPÄIVINÄ NOUDATETTIIN YKSI-TYISKOHTAISTA RITUAALIA, JONKA PÄÄ-TÖKSEKSI YLIPAPPI SIIRSI KANSAN SYN-NIT PUKIN KANNETTAVAKSI AUTIOMAA-HAN, TÄSTÄ ON SYNTYNYT VÄHITELLEN KÄSITYS "SYNTIPUKISTA".

On myös huomioitava, että juutalaisilla Vanhassa testamentissa (3. Moos. 7:26.) on ehdottomasti kielletty veren käyttö ruoka-aineena:

"Missä elättekin, ette saa syödä lintujen ettekä muidenkaan eläinten verta. "

Veren syömisen kieltämiseen on ehkä ollut käytännölliset syynsä. Verikieltoa samoin kuin jakoa puhtaisiin ja saastaisiin eläimiin on pyritty selittämään ainakin hygienia syillä ja terveydellisillä perusteilla. Ensimmäisessä Mooseksen kirjassa kerrotaan, kuinka Jumala puhui Nooalle vedenpaisumuksen jälkeen:

"Teidän ravintonanne olkoot kaikki olennot, jotka elävät ja liikkuvat. Ne kaikki minä annan nyt teille, niin kuin annoin teille vehreät kasvit. Mutta lihaa, jossa vielä on jäljellä sen elämänvoima, veri, te ette saa syödä." (1: Moos. 9:3-4.)

Seemiläiset kansat, kuten juutalaiset ja arabit, uskoivat sielun asuvan veressä. Tämän takia veren nauttiminen ravinnoksi oli kauhistuttavaa. Juutalaisten ja arabien ajatus verestä elämänvoimana omaksuttiin myös islamiin. Tähän liittyy kaksijakoisuutta, veri on elämänvoima ja elämän symboli monissa islamin maiden rituaaleissa ja veriuhri on tärkeä niin juutalaisuudessa, kristinuskossa kuin islamissa.

Verikiellosta seuraa tarkat *kosher-säädökset*. Niiden mukaan eläin on teurastettava ja liha suolattava määrätyllä tavalla. Poikkeuksena on avotulella paistettava liha, koska veri, joka tulee ulos kypsentämisen aikana, palaa tulessa. Rabbit ovat antaneet säädöksiä, joita noudattaen veri saadaan poistettua lihasta. Kun niin on tehty, liha on syötäväksi kelpaavaa. Veri on kiellettyä vain, kun se on eläinten suonissa hyytynyt niiden pintaan tai kun se on alkanut vuotaa lihasta. Jos veri on osana syötävää lihaa, se voidaan syödä. Verikielto koskee vain nisäkkäitä ja lintuja, ei kaloja eikä heinäsirkkoja.

Koraani kieltää muslimeiltakin veren ja muitakin ruoka-aineita:

"Teiltä on kielletty itsestään kuolleet eläimet, veri, sianliha, kaikki, mikä on uhrattu muun kuin Jumalan nimeen, kuristetut, nuijitut, putoamalla tai puskemalla kuolleet eläimet, liha, josta villieläimet ovat syöneet – paitsi jos olette sen puhdistaneet – ja eläimet, jotka on teurastettu uhrikiville tai arvottu nuolilla. Tämä on syntiä." (Koraani 5:3).

MUSLIMIEN PAASTO

Muslimien tunnetuin paasto (sawn) on kerran vuodessa pidettävä *ramadan* -kuukausi. Tällöin paasto kestää noin 28-30 päivää. Ramadanin tekee erityisen pyhäksi se, että sen aikana profeetta Muhammad sai Koraanin ilmestyksinä. Islamilaisilla vaikuttaa ramadanin viettoon kuukalenteri. Tämä aiheuttaa sen, että ramadan -kuukausi siirtyy vuosittain yksitoista päivää aiemmaksi. Paastokuukauden aikana syöminen, juominen, tupakointi ja sukupuoliyhteys, shiialaisilla lisäksi huulipunan ja hammastahnan käyttö, ovat kiellettyjä aamukajosta iltaruskoon. Jos suuhun menee vahingossa jotakin, se on sylkäistävä pois.

"Syökää ja juokaa siihen asti, kunnes aamun sarastaessa valkean langan voi erottaa mustasta, ja pitäkää sitten paasto iltaan asti. Älkää lähestykö vaimojanne harjoittaessanne hartautta rukouspaikalla. Nämä ovat Jumalan määräämät rajat; älkää ylittäkö niitä! Näin Jumala tekee merkkinsä selviksi ihmisille, jotta he pelkäisivät häntä."

Muulloinkin voidaan paastota, shiialaiset paastoavatkin esimerkiksi uudenvuodenpäivänä ja Profeetan syntymäpäivänä. Koraanissa paasto mainitaan keinona korvata jokin puuttuva hyvä teko tai hyvittää paha teko.

Islam ei ole pohjimmiltaan askeettinen uskonto. Muhammed itse eli lähinnä kohtuullisesti, hän saattoi kärsiä ajoittain puutettakin, mutta ei oma-aloitteisesti harjoittanut kieltäytymistä eikä minkäänlaista itsensäkiduttamista. Etenkään naimattomuutta hän ei milloinkaan suositellut. Samanlainen on islamin yleinen asenne. Uskovan on kyllä suoritettava puhdistautumismenot, rukoukset ja paastottava *ramadan* -kuukauden aikana, sekä kieltäydyttävä viinistä, mutta muuten hän saa huoletta nauttia kaikesta siitä, mitä Allah hänelle maanpäällisessä elämässä antaa.

Arabiaksi paastoa tarkoittava sana on alun perin merkinnyt "seistä, olla paikallaan ja liikkumatta" tai "tyyntyä", kun puhutaan vedestä tai tuulesta. Paasto siis pysäyttää ihmisen, se on sen tarkoitus. Käännytään sisäänpäin, rukoillaan ja luetaan Koraania. Samalla koetaan yhteyttä kärsiviin ja nälkää näkeviin ja tunnetaan kiitollisuutta Jumalaa kohtaan sekä vältetään sopimatonta puhetta tai kartetaan riitoja.

Paasto on Jumalan palvelemisen muoto, ja siinä tosi uskoa kysytään. Monet pitävät sitä vaikeimpana Jumalan palvelemisen muotona. Esimerkiksi eri maissa asuville paastoajille on omat haasteensa. Suomessa paastonajan pituus valoisina kesäkuukausina tuottaa ongelmia, ja jossain muualla vaikeuksia voivat tuottaa liiallinen kuumuus. Ramadan lisää yhteisöön kuuluvuutta ja köyhille annetaan erityinen almu *zakat al-fitra* nimeltään.

Paasto on kaikille täysikasvuisille, mieleltään ja ruumiiltaan terveille tarkoitettu velvollisuus. Sitä aletaan noudattamaan murrosiässä, josta pojilla on merkkinä äänenmurros ja tytöillä kuukautiset. Viimeistään paastoamaan aletaan kuitenkin 15-vuotiaana.

Paastoaminen on kielletty juhlapäivinä, kuukautisten ja synnytyksen jälkeisen vuodon aikana tai jos henki ylipäätään on vaarassa. Paastosta vapautetaan myös ne, joiden terveys kärsisi siitä, sillä paastoaminen ei saa huonontaa yleiskuntoa. Paastoaja voi itse arvioida tilannetta tai neuvotella lääkärin kanssa. Jos on raskaana, imettää tai matkustaa voi paastota niin halutessaan. Koraani suosittelee kahden vuoden mittaista imetystä. Sen sijaan vanhusten tai kroonisesti sairaiden ei tarvitse paastoamisen velvollisuutta täyttää. Korvatakseen sen, etteivät paastoa, he voivat lahjoittaa ruokaa sitä tarvitseville. Useimmat paastoon liittyvät säännöt löytyvät Koraanista. Ramadan -kuukausi päättyy, kun seuraava uusikuu näyttäytyy. Jos uutta kuuta ei näy, keskeytetään paasto, kun 30 päivän paastojakso tulee täyteen. Paaston päättymistä juhlitaan. Tätä kutsutaan nimellä *id al-fitr* tai myös *al-id al-saghir* (pieni juhla).

Ruokailun tapakulttuurista sanottakoon, että syödä ja juoda tulee oikealla kädellä, sillä paholainen syö vasemmallaan ja juo vasemmallaan. Ei myöskään ole suositeltavaa ylensyödä, koska tämä tapa on Jumalan silmissä paha. Profeetasta kertovat *hadith*-perimätiedot sanovat näin: Profeetta kertoi sanoneen, että Jumala rakastaa eniten aterioita, joihin usea käsi tarttuu:

"Syökää yhdessä, älkää erikseen, sillä seura tuo siunauksen."

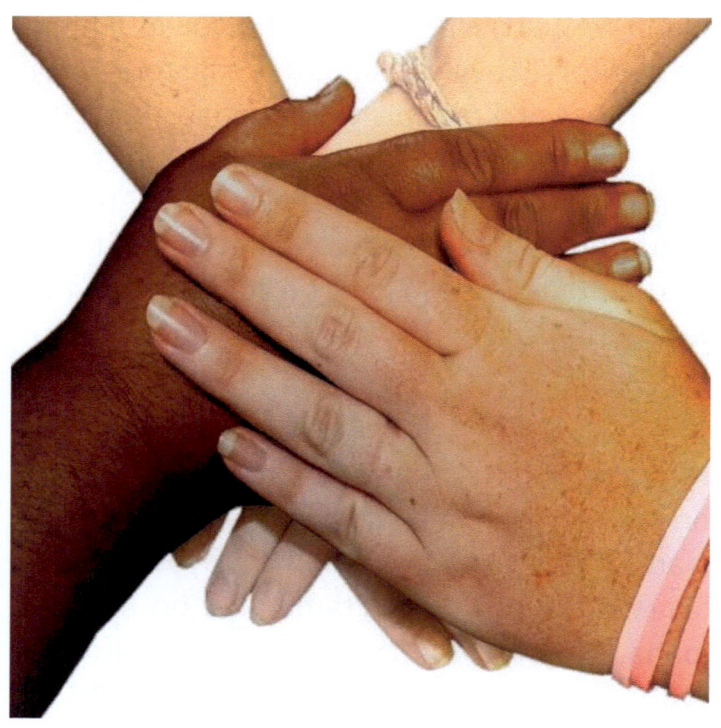

GANDHI JA USKONTOJEN VERTAILEMINEN

Myös elämäntapapaastoajalle Mahatma Gandhille paasto oli osa laajempaa kokonaisuutta. Gandhi tunnustaa, että vaikka hän olikin uppoutuneena yhteisön palvelemiseen, syy siihen oli hänen halunsa ymmärtää itseään. Gandhi teki muiden palveluksesta oman uskontonsa, koska oli sitä mieltä, että Jumalaa voi ymmärtää vain palveluksen kautta. Hän teki mittavan työn Etelä-Afrikassa, mutta ennen kaikkea hänelle palvelus, palveleminen merkitsi Intian palvelemista, Intian itsenäistymisen aikaansaattamista.

Gandhin kristityt ystävät olivat herättäneet hänessä halun tietää, halun, josta oli tullut hänelle melkein kyltymätön. Hän tapasi Durbanissa herra Spencer Waltonin ja rouva Waltonin. Spencer Walton oli Etelä-Afrikan yleislähetyksen johtaja. Tämän tuttavuuden taustalla oli myös Gandhin yhteys Pretorian kristittyihin.

Gandhin mukaan herra Waltonilla oli omat tapansa. Walton ei tuputtanut kristinuskoa Gandhille, mutta asetti elämänsä avoimena hänen eteensä ja antoi tarkastella tekemisiään. Lisäksi herra ja rouva Waltonien sinnikkyys, nöyryys ja omistautuminen työlleen tekivät suuren vaikutuksen Gandhiin.

Tämä ystävyys piti Gandhilla elossa mielenkiinnon uskontoa kohtaan. Raychandbhai ohjasi Gandhia ja hän oli uskonnollisessa kirjeenvaihdossa tämän kanssa. Gandhi mainitsee hänelle tärkeitä teoksia muutaman. Esimerkiksi Narmadashankarin kirjan "Dharma Vichar" osoittautui hänelle hyvin hyödylliseksi. Gandhi oli kuullut runoilijan boheemista tavasta elää ja luki siksi kirjan kannesta kanteen. Hän luki myös Max Müllerin "Intia- Mitä se voi meille opettaa?" ja Teosofisen yhdistyksen julkaiseman käännöksen "Upanishadeista". Kaikki tämä vaikutti Gandhiin syvästi ja sai hänet arvostamaan hindulaisuutta yhä enemmän. Hindulaisuuden kauneus kiinnosti häntä. Gandhi ei kuitenkaan halunnut muodostaa mitään ennakkoluuloja muista uskonnoista ja luki siksi Washington Irvingin "Mahometin elämä ja hänen seuraajansa" ja Carlylen "Profeetan ylistyspuheen". Nämä kirjat auttoivat häntä arvostamaan Muhammedin elämää enemmän. Gandhi luki myös kirjan, jonka nimi oli "Zarahustran sanomaa". Ei myöskään liene yllätys, että Leo Tolstoin kirjoja hän tutki intensiivisesti. Mahatma Gandhi ammensi uskonnostaan voimaa niin eteläafrikkalaisen kuin intialaisen yhteisön palvelemiseen. Se oli hänelle tukipylväs koko hänen elämänsä ajan. Tärkeää kuitenkin Gandhille oli itsetutkiskelu.

Omassa elämänkerrassaan Gandhi puhuu siis paljon ruoan, paaston, hygienian ja itsetutkiskelun merkityksestä. Hänen kirjassaan on muun muassa sellaisia lukuja kuin: kokeiluja ruokavaliolla, brahmacharya I, brachmachaya II, yksinkertaista elämää, usko koetuksella, itsetutkiskelun tulos, uhraus kasvissyönnille, kokeiluja vesi- ja maahoidoissa ja paasto.

TOTUUDEN TAJUAMINEN ON MAHDOTONTA ILMAN EI-VÄKIVALTAA: SELIBAATTI, EI-VARASTAMINEN JA EI-OMISTAMINEN OVAT KEINOJA *AHIMSAN* SAAVUTTAMISEEN. ERITOTEN JAINALAISET,

JOGIT JA BUDDHALAISET OVAT PAINOT-TANEET NÄITÄ.

Lisäksi Mahatma Gandhilta on ilmestynyt vuonna 1921 englanniksi käännetty "A Guide to Health". Siinä pohditaan terveyden merkitystä monin eri tavoin. Esimerkiksi, ihmisruumista, ilmaa, vettä, ruokaa eli kuinka paljon ja kuinka usein tulisi syödä, liikuntaa, pukeutumista, seksuaalisia suhteita jne.

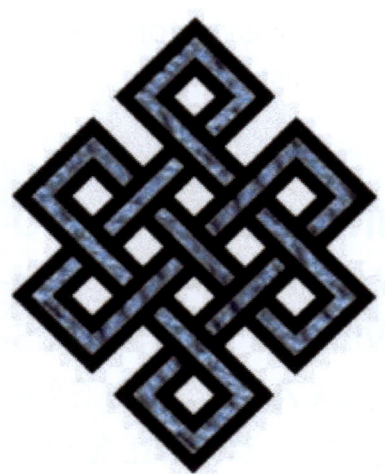

GANDHIN KOKEILUT RUOKA-VALIOILLA

Mitä syvemmälle itsetutkiskeluissaan Mahatma Gandhi meni, sitä tärkeämmäksi hänelle tuli sisäisen ja ulkoisen muutoksen tekeminen. Heti, kun hän teki muutoksia kuluissa ja elämäntavoissa, hän alkoi tehdä myös muutoksia ruokavalioonsa. Hän ymmärsi, että kasvissyönnistä kirjoittaneet olivat tutkineet asiaa hyvin yksityiskohtaisesti, käsitellen niin sen uskonnollisia kuin tieteellisiä, käytännöllisiä että lääketieteellisiä puolia. Eettisesti kasvissyönnin puolesta puhujat olivat päätyneet sellaiseen johtopäätökseen, että ihmisen ylivalta alempia eläimiä kohtaan ei tarkoittanut, että ihmisen pitäisi metsästää eläimiä, vaan että ihmisen tulisi ylempänä suojella alempaansa ja että molempien pitäisi avustaa toisiaan aivan kuten ihmisten välisessä kanssakäynnissä. He toivat esille myös vanhan totuuden siitä, ettei ihminen syö nauttiakseen vaan elääkseen.

Hedonistit ja ruokakulinaristit ovat tietysti asiasta toista mieltä, eikä mielestäni nautittavan ruoan terveyssyistä tai muista lääketieteellisistä syistä tarvitse olla pahanmakuista. Jos esimerkiksi haluaa tehdä kasvispohjaisia ruokia, ohjeita varmasti löytyy paljon.

Gandhi kuitenkaan ei puhu ruokakulttuurista ja kulinarismista sinänsä herkuttelukulttuurina, vaan jatkaa, että jotkut kirjoittajat ehdottivat ja toteuttivat omassa elämässään aivan oikein, että lihan lisäksi pitäisi luopua myös munista ja maidosta. Olipa joku tullut sellaiseenkin lopputulokseen, että ihmisen ei pitäisi valmistaa ruokaa muista kuin kasveja syövistä eläimistä, että ihminen ei pysty juomaan muuta kuin oman äitinsä maitoa ja että hänen pitäisi syödä kiinteää ruokaa hampaat saatuaan.

Gandhin mukaan lääketieteellisesti oli ehdotettu kaikista mausteista ja lisukkeista luopumista. Tämäkin kuulostaa mielestäni melko hullulta, sillä monissa kasvisruokakirjoissa kerrotaan yrttien ja mausteiden ja muiden tällaisten lisukkeiden terveellisistä ominaisuuksista. Itselleni rakkaassa Lars Johanssonin "Kasvisruokien keittokirjassa" vuodelta 1982 on takana luku maustekasvien ominaisuuksista ja hyvistä puolista. Esimerkiksi aniksesta kerrotaan seuraavaa:

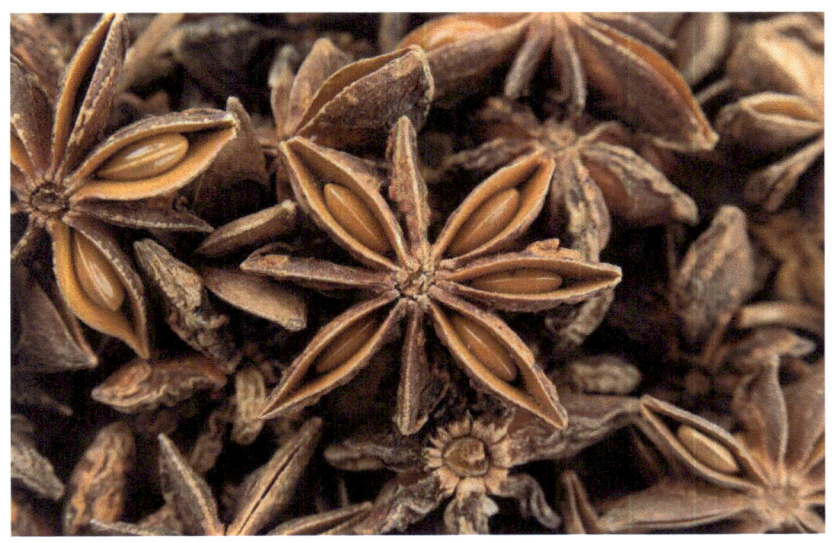

ANIS-KASVI.

" Anis on yksivuotinen 25-40 cm korkea. Sarjakuk-
kaiseen heimoon (*Apiaceae*) kuuluva kasvi, jonka
aromaattisia hedelmiä käytetään mausteena. He-
delmät ovat 3-5 mm pitkiä, soikeita, pehmeäkar-
vaisia, harmaita tai punertavia. Anis on kotoisin
Välimeren alueen itäosista tai Lähi-idästä. Sekä
kreikkalaiset että roomalaiset arvostivat anista ar-
vokkaana mausteena. Paras anis saatiin siihen ai-
kaan Egyptistä. Roomalaisten vaikutuksella

aniksen käyttö levisi Keski- ja Pohjois-Euroop-
paan. Keskiajalla se mainittiin jo Saksassa ja Tans-
kassa. Ruotsissa ja Suomessa aniksen käyttö tun-
nettiin jo 1300-luvulla. Arvid Månsonin kirjoitta-
massa yrttikirjassa "Örtabok" (1654) mainitaan
aniksella olevan 15 hyvettä, niin että se muun mu-
assa parantaa ruttoa, sydäntauteja, kuumetauteja
ja kivitauteja. Nykyisin anista viljellään pääasiassa
Välimeren maissa ja Keski-Euroopassa. Siitä teh-
dään yrttiteetä ja sitä käytetään leivän ja liköörien
maustamiseen."

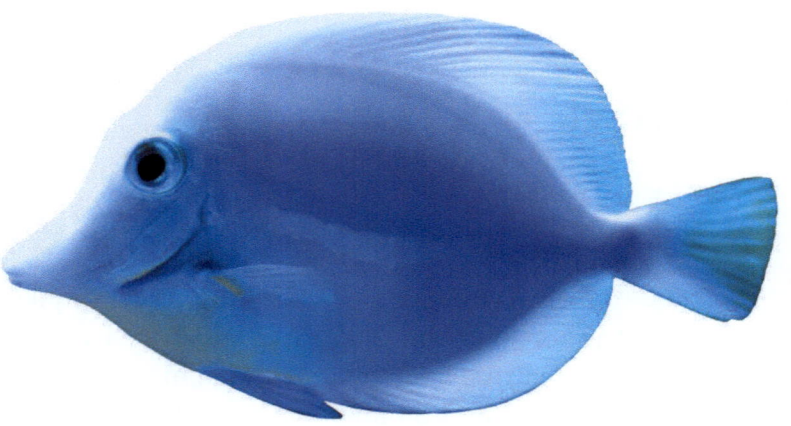

MAHATMA GANDHI EI SYÖNYT KALAA EIKÄ KANANMUNIA ÄIDILLEEN VANNO- MANSA VALAN VUOKSI.

Gandhi jatkaa, että käytännöllisten ja taloudellisten kantojen mukaan oli osoitettu, että kasvisruokavalio oli halvin. Tämä on totta tänä päivänäkin silloin, jos ei käytetä kalliilla vedellä tuotettuja avocadoja tai tuoteta rahtina kaikkea ulkomailta. Paikalliskulttuuri ja paikallisperinteet ruoanlaitossa ovat toki suotavia. Mutta ei se estä ketään kokeilemasta mitä uusia ruokalajeja lähiruokia suosivilla resepteillä saa aikaiseksi!

Gandhi kertoo, että kaikilla hänen pohdinnoillaan oli vaikutuksensa ja jokaisen ajatussuunnan edustajia hän tapasi kasvisruokaravintoloissa. Englannissa, jossa Gandhi tuolloin lakimieheksi opiskeli, oli perustettu kasvisyöjien yhdistys, joka julkaisi viikoittaista lehteä. Hän tilasi lehteä, liittyi yhdistykseen ja löysi itsensä pian sen toimeenpanevasta komiteasta. Täällä hän tapasi niitä ihmisiä, joita pidettiin kasvissyönnin tukipilareina ja hän aloitti tällöin omat kokeilunsa ruokavalion saralla.

GANDHIN ETIIKKA SUUNTAUTUI ASKEET-
TISTEN KOULUKUNTIEN SUUNTAAN.

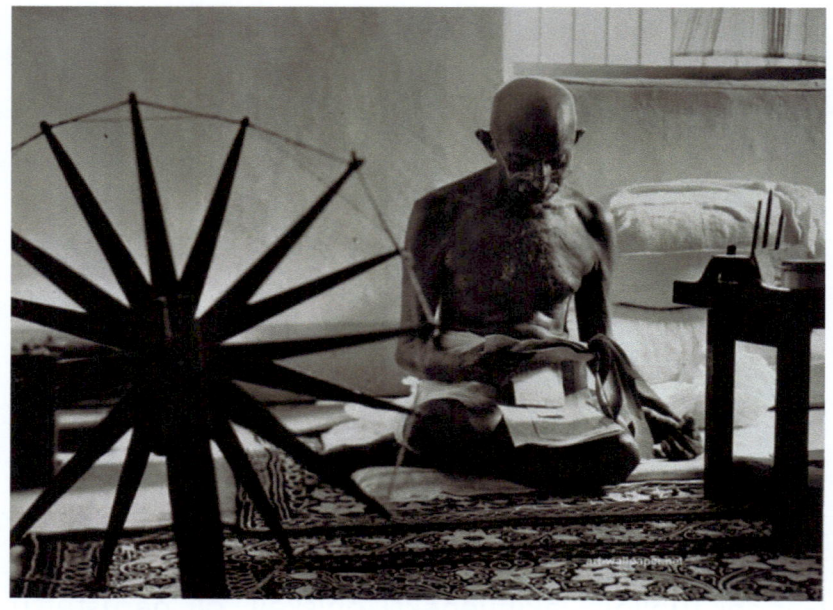

Englantilainen ruokahistorioitsija ja journalisti Colin Spencer kirjoittaa melko uudessa eli vuonna 2016 julkaistussa teoksessaan "Vegetarianism. A History" vegetarianismin eli kasvissyönnin historiasta. Siinä hän mainitsee ensimmäisiä kasvisruokailusta kirjoitettuja historiakirjoja olleen vuonna 1883 kirjoitettu "The Ethics of Diet" eli dieetin tai paaston eettisyydestä. Tämän teoksen on kirjoittanut Howard Williams. Myös kirja "The Vegetable Passion" Janet Barkasin kirjoittamana kertoi kasvisyönnin mielekkyydestä tai kasvissyöjän mielen tilasta.

Vuonna 1847 perustettiin *The Vegetarian Society*. Runoilija, radikaali ja filhelleeni Percy Bysshe Shelleyn kirjoitelmat kasvissyönnin puolesta, saattoivat toimia järjestön jäsenien yhtenä innoittajana. Siten myös antiikin ajan filosofin Plutarkhoksen (n. 45-125 j.a.a.) lyhyellä kirjoitelmalla "Lihansyönnistä" ("Peri Sarkofagias) saattoi olla välillisesti vaikutuksensa 1800-luvun vegetarianismiliikkeeseen, sillä Shelley hyödynsi Plutarkhoksen kirjoitelmia. Gandhi ja Berhand Shaw tunsivat Shelleyn kasvissyönnin puolustuksen.

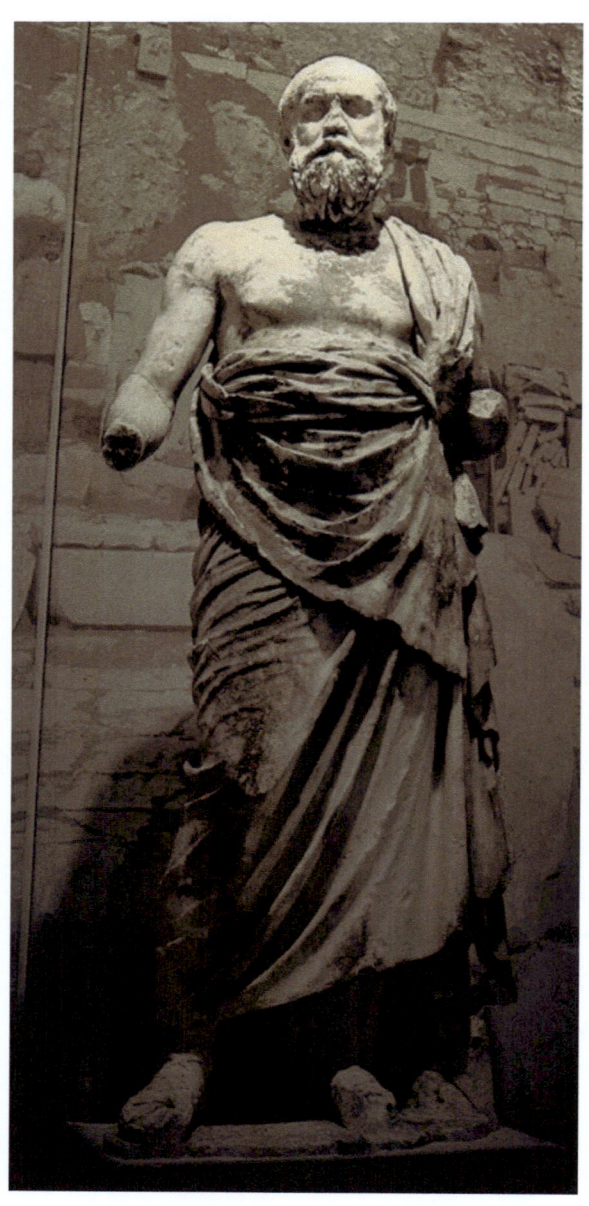

PLUTARKHOKSEN *LIHANSYÖNNISTÄ* ON ANTIIKIN KIRJALLISUUDEN ENSIMMÄINEN KOKONAISUUTENA SÄILYNYT LIHANSYÖNNIN KRITIIKKI.

Antiikin kulttuuri oli vahvasti kasvisruokaan perustuva, mikäli ei oteta huomioon Homeroksen pitkälti kuvitteellista sankariaikaa. Roomalaisille kasvisruoka oli heidän varhaisimman kulttuurinsa puhdasta, turmelematonta ydintä. Kreikassa pythagoralaiset karttoivat lihaa. Plutarkhos kirjoitti kasvissyönnin puolesta, vaikka tavallinen kansa oikeastaan eli kasvisruoalla, lähinnä taloudellisista syistä.

"Ehkä kysyt, mistä syystä Pythagoras kieltäytyi syömästä lihaa. Minä puolestani ihmettelen, minkä taipumuksen vuoksi ja minkä mielentilan vallassa tai minkä päättelyn nojalla ihminen ensimmäisen kerran tahrasi suunsa vereen ja kosketti huulillaan kuolleen eläimen lihaa. Miksi hän asetti tarjolle kuolleiden ruumiita, elävien varjokuvia, ja kutsui sen lisäksi ruoaksi ja ravinnoksi ruumiinosia, jotka vasta äsken olivat mylvineet, kiljuneet, liikkuneet ja mulkoilleet. Entä kuinka hän kykeni katselemaan teurastamista – kurkun leikkaamista, nahan nylkemistä ja jäsenten irrottamista? Kuinka hänen nenänsä sieti teurastuksesta lähtevän löyhkän? Miksi häntä ei kuvottanut se saaste, johon hän tahrasi itsensä koskettaessaan toisten olentojen haavoja ja imiessään kuoleman tuottaneiden haavojen nesteitä ja veriheraa?" (Plutarkhos, *Lihansyönnistä*, s. 9-10.)

Gandhi lopetti kotoaan saamiensa makeisten ja lisukkeiden käytön. Kun hänen mielensä oli tottunut tällaiseen, ei hän niitä enää osannut kaivatakaan. Hän jopa piti keitetyistä pinaateista ilman lisukkeita. Monet samanlaiset kokeilut opettivat hänelle mielen maistavan paremminkin kielen sijaan eli maku tulee mielestä ei kielestä.

Taloudelliset seikat oli myös otettava huomioon. Tuohon aikaan oli ajatussuunta, joka piti kahvia ja teetä kaakaota haitallisempina. Ja koska Gandhi oli sitä mieltä, ettei hänen tulisi syödä mitään, mikä olisi keholle haitallista, hän jätti teen ja kahvin juomisen ja korvasi ne kaakaolla.

MAHATMA GANDHI EI JUONUT KAHVIA EIKÄ TEETÄ.

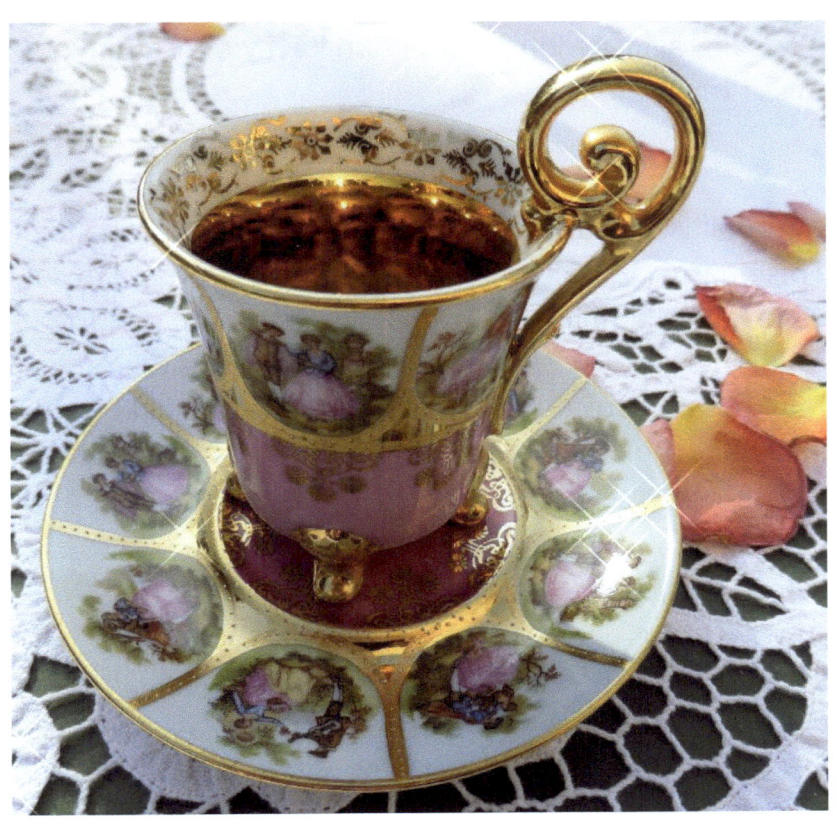

Ravintolat, joissa hän tapasi käydä, oli jaettu kahteen osaan. Ensimmäisen kaltaisissa kävivät hyvin menestyneet ihmiset, ja ne tarjosivat kaikenlaisia ruokalajeja, joista sai valita ja maksaa ne *a la carte*, jokaisen aterian maksaessa yhdestä kahteen shillinkiin. Toisen tapaiset ravintolat tarjosivat kuuden pennin aterioita, jotka koostuivat kolmesta ruokalajista ja leipäpalasta. Tiukan säästäväisyyden päivinä hän kävi yleensä halvemmissa ravintoloissa.

Gandhilla oli ruoan suhteen monenlaisia kokeiluja. Toisinaan hän vältteli tärkkelystä, eli pelkästään leivällä ja hedelmillä ja kerran pelkän juuston, maidon ja munien syönnillä. Viimeinen kokeilu oli hänen mielestään epäonnistunut eikä se kestänyt kahta viikkoa kauempaa. Uudistaja, joka oli puhunut tärkkelyksettömästä ruoasta, piti munia tärkeinä, eikä pitänyt niitä lihana.

Gandhi oli ennen Englantiin opiskelemaan lähtöään vannonut äidilleen valan, että pitäytyisi kasvisruuissa. Siten hänelle oli selvää, että munatkin kuuluivat äidin määritelmään lihasta. Heti kun hän ymmärsi valan todellisen tärkeyden, hän luopui munien syönnistä ja muista sen kaltaisista kokeiluista.

Gandhi painottaa, että väitettä tukee aika hauska näkökulma. Englantilaiset määrittelivät lihan kolmella eri tavalla. Ensimmäisen määritelmän mukaan lihaa oli vain riista, linnut ja pedot. Kasvissyöjät, jotka hyväksyivät tämän näkökannan, pidättäytyivät lintujen ja petojen lihasta, mutta söivät kalaa, kananmunista puhumattakaan. Toisen määritelmän mukaan liha tarkoitti kaikkien elävien olentojen lihaa, joten kala oli kiellettyjen listalla, mutta munien syönti sallittua. Kolmas piti lihana kaikkien elollisten lihaa ja niistä tulevia tuotteita, eli sekä maitoa että munia. Gandhi piti äitinsä määritelmää tärkeimpänä, joten hän ei syönyt kalaa eikä kananmuniakaan.

Sama heterogeenisyys on kasvisruokavaliota noudattavilla tänä päivänäkin. Tämä ryhmä jakaantuu semivegetaristeihin, lakto-ovovegetaristeihin, laktovegetaristeihin ja vegaaneihin sen mukaan, missä määrin ruokavalioon sisältyy eläinperäisiä ruokia. Semivegetaristit syövät silloin tällöin vaaleaa lihaa tai kalaa, lakto-ovovegetaristit maitovalmisteiden lisäksi

kananmunia, ja laktovegetaristit hyväksyvät maitoval-
misteiden käytön. Vegaanit puolestaan eivät syö mi-
tään eläinperäisiä ruokia (Ks. Kosonen, Ravitsemus-
tiede s. 578-582.).

Gandhi oli oppinut pitämään monista vanukkaista ja
kakuista, hänen alkuharmikseen monista niissä käytet-
tiin raaka-aineena munia, joten oli vaikeaa luopua aja-
tuksesta, että kakut tai vanukkaat eivät enää kuuluisi
ruokavalioon. Toisaalta ruokailun yksinkertaistaminen
toimi hänelle. Gandhi piti vaikeuksia ohikiitävinä,
koska valasta kiinnipitäminen aiheutti sisäistä nautin-
toa, joka oli paljon herkullisempaa, terveellisempää ja
pysyvämpää, näin siis Gandhin mukaan.

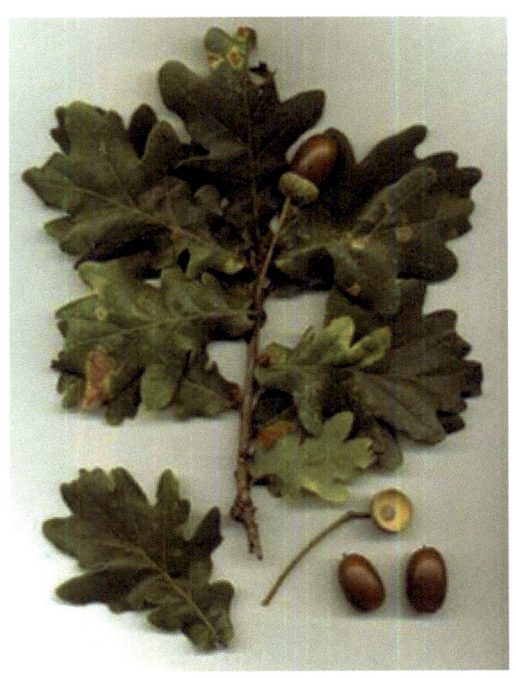

ELIADE JA PAASTON SISÄINEN NAUTINTO

Kirjoitin aikaisemmin uskontotieteilijä Mircea Eliaden kaksinapaisesta maailmankuvan jaottelusta pyhään eli sakraaliin ja maalliseen eli profaaniin. Ajattelin paaston, paastoamisen olevan *liminaali vaihe*, tila, jossa uudistutaan. Miksi ajattelen näin?

Arkkimandriitta Sergei Valamon luostarista puhui ensimmäisen paastosäännön olleen Aatamille ja Eevalle annettu kielto olla syömättä hyvän ja pahan tiedon puusta. (1. Moos.2:16-17). Ajatus kosmisesta puusta ja kasvusymboliikasta on useimmissa uskonnoissa ja kulttuureissa tärkeä.

Kuva puusta ei Mircea Eliaden mielestä symbolisoi vain kosmosta, vaan myös elämää, nuoruutta, kuolemattomuutta ja viisautta. Kosmisen puun kuten

germaanisen mytologian Yggdrasil-saarnin lisäksi us-
kontohistoria tuntee elämänpuun (esimerkiksi Meso-
potamiassa), kuolemattomuuden puun (Aasiassa,
Vanhassa testamentissa), viisauden puun (Vanhassa
testamentissa), nuoruuden puun (Mesopotamiassa,
Intiassa, Iranissa) ja niin edelleen. Eliade viittaa tässä
ruotsalaisen tutkijan Geo Widengrenin teokseen "The
king and the tree of life in ancient Near Eastern reli-
gion " (1951).

Puusta tulee näin uskonnolliselle ihmiselle kaiken *to-
dellisen* ja *pyhän* ilmentäjä, sen kaiken, mitä jumalat
ovat luonnostaan, mutta jotka vain harvat etuoikeute-
tut ihmiset, sankarit ja puolijumalat voivat saavuttaa.
Siksi myyteissä, joissa kerrotaan kuolemattomuuden
ja ikuisen nuoruuden etsinnästä, esiintyy kultaisia he-
delmiä tai ihmeellisiä lehtiä kasvava puu, joka sijaitsee
"kaukaisessa maassa" (todellisuudessa toisessa maail-
massa) ja jota vartioivat hirviöt (aarnikotkat, lohikäär-
meet, käärmeet).

Ken haluaa poimia tämän puun hedelmiä, hänen täy-
tyy uhmata hirviötä ja tappaa se, siis läpäistä *sankari-
mainen initaatiokoe*. Voittaja pääsee "väkivalloin" yli-

inhimilliseen, miltei jumalalliseen ikuisen nuoruuden, voittamattomuuden ja kaikkivaltiuden tilaan.

Kosminen puu, kuolemattomuuden puu tai *tiedon puu* ovat kasvillisuuden uskonnollisen merkityksen voimallisimpia symboleja. Toisin sanoen pyhä puu ja pyhä kasvi ilmentää rakennetta, joka ei tule esille konkreettisten kasvien kohdalla.

Vasta sakraali paljastaa maailman perimmäisen rakenteen. Vain uskonnollisesta näkökulmasta kosmos esittäytyy "salasanomana". Uskonnolliselle ihmiselle kasvillisuuden kiertokulussa ilmenee niin elämän ja luomisen kuin uudistumisen, nuoruuden ja kuolemattomuudenkin salaisuus.

Elämän salaisuuden ymmärtämiseksi on vain selvitettävä, mitä kosmos "sanoo" moninaisilla olemassaolotavoillaan. On siten myös ilmeistä, että kosmos on elävä organismi, joka uudistuu ajoittain. Elämän uupumatta jatkuvan ilmaantumisen salaisuus on sidoksissa kosmoksen rytmiseen uudistumiseen. Siksi kosmos on käsitetty jättimäiseksi puuksi: kosmoksen tapa olla olemassa, ennen kaikkea sen kyky syntyä loputtomasti uudelleen, löytää symbolisen ilmaisumuotonsa puun elämässä.

Paastoaminen itsessään on uudistumiskokemus, tapa etsiä ja löytää uudelleen yhteys kosmokseen, oli sitä sitten symbolisoimassa hyvän ja pahan tiedon puu, elämänpuu tai jokin muu sellainen. Paastoamisen sisäinen nautinto syntyy nähdäkseni tämän ymmärtämisestä. Elämällä on oma *sisäinen rytminsä* ja myös paastoamalla sitä voi ymmärtää.

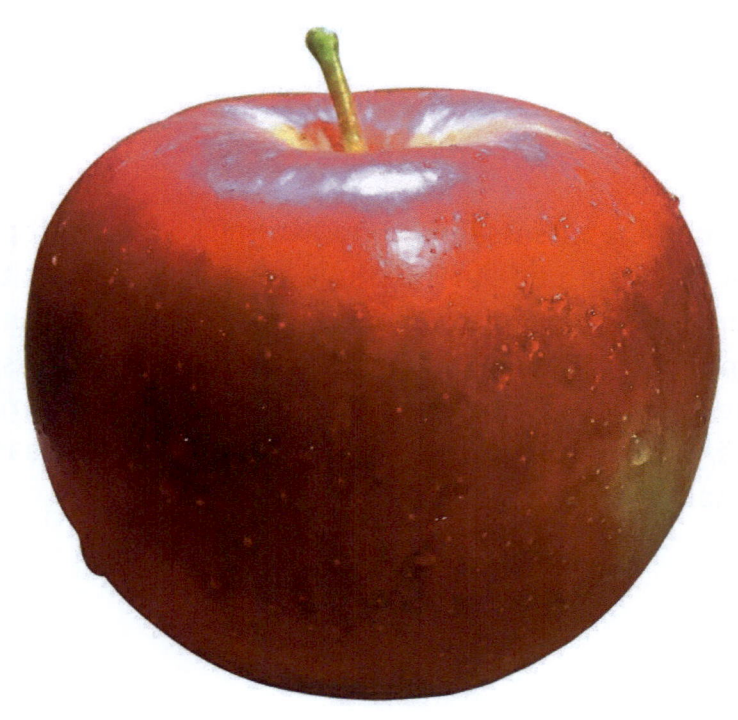

SIDDHARTHAN HERÄÄMI-NEN

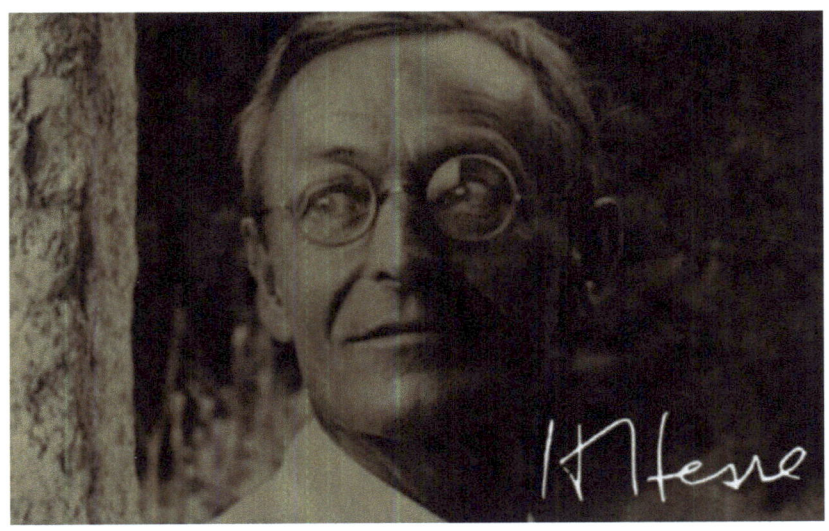

HERMANN HESSE (1877-1962)

Kuuluisan sveitsiläisen kirjailijan Hermann Hessen (1877-1962) teos Siddhartha vuodelta 1922 tulee varmasti monille mieleen, kun puhutaan *asketismista*, *askeesista* ja *paastoamisesta*. Vaikka teos on kaunokirjallinen, luotaa se syvällisesti idän viisauden, uskon ja rakkauden sanomaa. Tämä "intialainen runoelma" kertoo brahmaanipapin pojasta, joka lähtee kotoa elääkseen oman kohtalonsa. Hän liittyy munkkijärjestöön, seuraa jaloa Buddhaa, pelaa jonkin aikaa intohimoisesti. Hänen tiensä jatkuu rikkaan kauppiaan talon ja kauniin kurtisaanin kautta, hän ei kieltäydy mistään ilosta eikä tuskasta, mutta löytää vihdoin rauhan asetuttuaan erakoksi intialaisen joen varrelle. Seuraavassa ote teoksesta:

"Hievahtamatta seisoi Siddhartha, ja hetken verran ja henkäyksen ajan hänen sydämensä paleli, hän tunsi kuinka se paleli hänen rinnassaan niin kuin pieni eläin, lintu tai jänis, nähdessään kuinka yksin hän oli. Hän oli elänyt kodittomana monta pitkää vuotta tuntematta itseään kodittomaksi. Nyt hän tunsi niin. Jatkuvasti, syvimmänkin vaipumisen hetkinä, hän oli ollut isänsä poika, oli ollut brahmaani, korkean, hengellisen kastin jäsen. Nyt hän oli enää vain Siddhartha, herännyt, ei enää mitään muuta..."

Hermann Hesse kertoo teoksessaan, kuinka Siddharthan herää, ja aloittaa uuden elämän. Mielestäni "Herääminen" luku (s. 43-48.) on kirjan parasta antia ja

samalla se myös ilmaisee liian pitkälle menneen as-
keettisen elämän ongelmat eli liiallisessa paastoami-
sessakin on omat ongelmansa, kuten myös Gandhin
kohdalla tai vaikkapa Pyhän Katariina Sienalaisen koh-
dalla todettiin.

Kirjassaan Hesse kuitenkin kertoo omalta osaltaan
kaunokirjallisin keinoin luostarilaitoksen syntymisen.
Itse Siddhartha ei etsi enää munkkijärjestöä, vaikka
hänen ystävänsä Govinda löytääkin rauhan sellaisen
parista, Buddhaan uskoen. Tällöin Govindan ja
Siddharthan tiet erkanevat, kunnes he kirjan lopussa
näkevät toisensa taas. Siddhartha haluaa edelleen olla
oman tiensä kulkija, ja kirjan lopussa kerrotaankin
kuinka hän löytää rauhan lautturina intialaisen joen
varrelta. Hermann Hesse kertoo:

> "Ja tässä on nyt sinulle oppi, jolle sinä naurat: rak-
> kaus, oi Govinda, näyttää minusta tärkeämmältä
> kuin mikään muu, se on pääasia. Maailman salai-
> suuksien paljastamisen, sen selittämisen, sen hal-
> veksimisen minä jätän suurten ajattelijoiden teh-
> täväksi. Minulle merkitsee jotakin vain se, että ky-
> kenen rakastamaan maailmaa, etten halveksi sitä,
> etten vihaa sitä enkä itseäni, että kykenen

katselemaan sitä ja itseäni ja kaikkia olentoja ra-
kastaen ja ihaillen ja kunnioittaen."

LUOSTARILAITOS JA KILVOIT-TELU

Siddharthan tarinassa kyse on buddhalaisuuden ja buddhalaisen luostarielämän syntymisestä, kristinuskon luostarilaitokset syntyvät vähitellen Jeesuksen Kristuksen kuoleman jälkeen.

Jo vanhoissa uskonnoissa esiintyi *askeesia* eli itsensä kieltämistä. Tätä oli esiintynyt esimerkiksi hindulaisuudessa ja buddhalaisuudessa. Myös juutalaisuudessa harrastettiin askeesia, esimerkiksi Jeesuksen aikaan toimineessa Qumranin essealaisyhteisössä. Essealaisten liike 100-luvulla ennen Kristuksen syntymää sisälsi monia piirteitä, jotka olivat yhteneväisiä myöhemmän kristillisen munkkilaisuuden ja luostarilaitoksen kanssa. Essealaiset asuivat suljetuissa yhteisöissä, joita oli ympäri Palestiinaa. Yhteisöissä elettiin yleensä selibaatissa, mutta joissain sallittiin myös perhe-elämä. Essealaiset halveksivat rikkautta. Päivärytmi essealaisten yhteisöissä oli luostarimainen. He nousivat yhteiseen rukoukseen ennen auringonnousua. Yhteisen rukouksen jälkeen oli työntekoa puoleenpäivään asti, jolloin ensin kastauduttiin kylmässä vedessä, pukeuduttiin valkoisiin viittoihin ja kokoonnuttiin ruokasaliin. Ruokaan ei koskettu ennen kuin se oli siunattu. Aterian jälkeen jatkettiin työntekoa iltaan asti. Yhteisöön liittyvillä oli koeaika, ensin vuodeksi ja sen jälkeen sitä voitiin jatkaa vielä kahdella vuodella.

Myös kreikkalaisesta filosofiasta löytyy esimerkkejä asketismista. Stoalaisuudessa pyrittiin kaikkien halujen, kuten naurun ja ruoan, voittamiseen. Kyynistä filosofiaa edustava Diogenes Sinopelainen (412-323 e.a.a.) eli ja karaisi itseään suuressa käytöstä poistetussa saviruukussa.

Myös kristillisellä puolella oli esikuvina asketismiin Vanhan Testamentin ajan nasiirit ja Israelin profeetat. Nasiiri oli Vanhan Testamentin ajalla sellainen henkilö, joka oli vapaaehtoisesti erottautunut muusta kansasta ja omistautunut kokonaan Jumalalle erityisin nasiirilupauksin Mooseksen neljännestä kirjsta (Moos 4:4-6.) löytyy tarkat tiedot, mitä nasiirilupaus piti sisällään.

Nasiirit muun muassa eivät saaneet juoda viinipuun anteja eivätkä edes syödä kuivattuja viinirypäleitä.

Vanhassa testamentissa löytyy useita henkilöjä, jotka vetäytyivät yhteiskunnasta kohdatakseen Jumalan, esimerkiksi profeetat Elia, Hesekiel ja Mooses. Uudesta testamentista löytyy kuitenkin kristillisen asketismin kannalta merkittävin esikuva. Kristus paastosi 40 päivää erämaassa taistellen pahuuden voimia vastaan (Matt.4:1-2).

Heti Kristuksen kuoltua alkoikin häntä esimerkkinään käyttäen ilmestyä *erämaakilvoittelijoita*. He hylkäsivät elämän itsestäänselvyydet ja koettelivat omia henkisiä ja fyysisiä rajojaan. Henki omistettiin rukoukselle ja ruumis puhtaudelle ja kestävyydelle. Askeetti eli ristiriidassa elämän ääriolosuhteiden kanssa. Hänelle maailmaa ei enää ollut tai se oli epätodellinen - askeetti oli siirtynyt uuteen elämään Jumalan valtakunnassa, pyrkimyksenään syvempi yhteys Jumalan kanssa. Rankka paastoaminen ja kilvoittelu takasivat heidän mielestään sen.

Kristillisessä uskossa ylensyönti katsottiin synniksi. *Euchologium sinaiticum*-nimellä tunnetussa, muinaiskirkkoslaaviksi kirjoitetussa käsikirjoituksessa, joka on peräisin 1000-luvulta, on "Rukous suursyömärin vapauttamisesta, anteeksi saamisesta voimakkaan ja kiihottavan aterian nauttimisen johdosta ja kuinka nousta Pyhän Hengen avulla tuosta heikkoudesta."

Ensimmäisinä vuosisatoina j.a.a. erakot olivat pyhiä miehiä tai naisia, jotka halusivat vetäytyä luoliin ja muihin vaikeamaastoisiin paikkoihin syrjään mietiskelemään. Heitä arvostettiin, ja heiltä mentiin kuulemaan elämänohjeita ja opastuksia. Tunnettuja kristillisiä erakkoja on useita. Näitä ovat muun muassa pyhä Antonius (251-356 j.a.a.) ja Augustinus (345-430 j.a.a.). He halusivat paeta maailman viettelyksiä ja siirtyä yksinäisyyteen paastoamaan, rukoilemaan ja mietiskelemään. Tällöin he kokivat olevansa lähempänä Jumalaa.

Kolmannella vuosisadalla lännessäkin tuli suosituksi babylonialaisen Mani-nimisen profeetan perustama monista uskonnoista vaikutteita saanut liike, manikealaisuus. Manikealaisuus oli jyrkän dualistinen uskonto, joka opetti, että hyvä ja paha, henki ja materia taistelivat keskenään. Hyvä oli sen mukaan passiivinen, paha aktiivinen. Maailman luominen oli Manin mukaan pahan prinsiipin aikaansaannosta, mutta materiaan oli tarttunut valon sirpaleita. Ruumis oli paha, ja pelastus edellytti askeesia.

Pohjoisafrikkalainen kirkkoisä Augustinus oli ennen kristinuskoon kääntymistään manikealainen. Vaikka Augustinus kääntymyksensä jälkeen oli manikealaisuuden tiukka vastustaja, on manikealaisten vaikutteiden väitetty vaikuttaneen hänen kauttaan myös kristinuskon kehitykseen. Toisaalta on myös esitetty, ettei Augustinuksen aiempi manikealaisuus olisi vaikuttanut kristinuskon kehitykseen. Manikealaisuudessakin kieltäydyttiin viinin juonnista ja lihansyönnistä.

Kristilliset erakot harjoittivat hartautta Egyptin tai Palestiinan majoissa tai luolissa. Sen he tekivät aluksi yksin, mutta alkoivat vähitellen kokoontua yhteen ja pitivät yhteisiä jumalanpalveluksia. Samalla he huomasivat, että pyhä elämä oli helpompaa yhdessä kuin yksin. Tämä oli alku *luostarilaitokselle*. Kun luostareita alettiin rakentaa, niiden ympärille pystytettiin muurit suojaamaan luostarin asukkaita muulta maailmalta.

Luostarilaitoksen perustajana pidetään Pahomiosta. Hän kokosi erämaassa kilvoittelevat erakot yhteisöiksi ja loi heille säännöt. Näiden periaatteena oli kilvoittelijoiden lupaus naimattomuudesta, köyhyydestä ja kuuliaisuudesta. Hellenismistä oli omaksuttu kristinuskoon ajatus, jonka mukaan paha asui ruumiissa ja sen tarpeissa. Ruumis tuli voittaa henkisesti. Ihmiset uskoivat mietiskelyn, kaikenlaisista tarpeista pidättäytymisen ja kurinalaisuuden auttavan pahaa vastaan. Myöhemmin muun muassa Basileios Suuri (330-379 j.a.a) ja Benedictus Nursialainen (480-547 j.a.a.) pohjasivat omat *luostarisääntönsä* Pahomioksen sääntöihin. Basileioksen säännöistä tuli itäisen kirkon luostareiden selkäranka ja Benedictuksen säännöistä läntisen.

Basileios Suuren luostarielämää käsittelevissä kirjoissa niillä tarkoitetaan 55 kysymystä ja niihin tehtyjä vastauksia. Jotkut kysymykset ovat saaneet lyhyen vastauksen, kun taas toisiin kysymyksiin vastaus on useita sivuja. Ne ovat peräisin 300-luvulta, mutta ovat edelleen käyttökelpoisia nykyajan munkeille ja nunnille. Kysymykset ovat todella mielenkiintoisia. Ensimmäinen kysymys käsittelee Herran käskyjen järjestystä ja peräkkäisyyttä. Tästä ne pikkuhiljaa siirtyvät yleisempiin luostarielämää ja sen säädöksiä koskeviin kysymyksiin.

Kysymys 19 on seuraavanlainen: Missä määrin itsehillintää täytyy harjoittaa? Vastaus lyhennettynä kuuluu:

"Sielun taipumuksia ajatellen itsehillintään pätee yksi ainoa sääntö: täydellinen pidättäytyminen kaikesta, mikä liittyy ihmistä turmelevaan nautintoon. Ravinnon suhteen yksilölliset tarpeet vaihtelevat ihmisen iän, työn ja fyysisen kunnon mukaan, ja vastaavasti vaihtelevat myös elintarvikkeiden käyttötavat ja tarpeellisen ravinnon määrä. Siksi ei ole mahdollista laatia sääntöä, joka koskisi kaikkia hurskauselämän koulua käyviä...Vatsan täyttäminen yltäkylläisyyteen asti, sen kuormittaminen ruoalla, on kirouksen ansaitseva teko...Ruoan nauttimisen tavoitteeksi ei tietenkään saisi asettaa nautintoa, vaan päämääränä tulisi olla niiden elämän ylläpitäminen, jotka ovat hylänneet ylenpalttiset herkut. Jos ihmisestä tulee pöydän nautintojen orja, hän tekee vatsastaan jumalansa..."

On huomattavaa, että Basileios Suuren näkemyksen mukaan pyhyys on luonteeltaan sosiaalista. Rakkaus Jumalaa kohtaan samoin kuin lähimmäisenrakkaus voivat toteutua ainoastaan täysimittaisina yhteisöelämässä, jolloin kaikki yhteisön jäsenet ponnistelevat yhdessä saavuttaakseen täydellisyyden. Esimerkiksi hengelliseen ohjaukseen alistuminen on luostarin asukkaan ehdoton velvollisuus. Pyhän Basileioksen sosiaalista ihannetta valaisevat siis hänen tarkat ohjeensa. Ne koskevat yhteisiä rukoushetkiä, ruuan ja vaatetuksen määrää ja laatua ja monia muita luostarielämän yksityiskohtia.

Pahomios perusti ensimmäisen muureilla ympäröidyn luostarin vuonna 320 Egyptin Tabannesiin, Naj Hammdin kaupungin lähelle. Hänen siskonsa alkoi johtaa naiskilvoittelijoiden luostaria, joten ensimmäinen nunnaluostarikin syntyi jo luostarihistorian alkuvaiheessa. Pahomios perusti useita luostareita, joissa kilvoitteli yli 8000 askeettia. Kilvoittelijan elämästä tuli vaihtoehto egyptiläisille talonpojille, joille luostarielämä turvasi elämän paremmin kuin epävakaa viljely. Kilvoittelijayhteisöjen ihanne oli *alkuseurakunta*, jossa kaikki oli yhteistä ja jossa kokoonnuttiin yhteisiin jumalanpalveluksiin.

Kilvoittelusta kehittyi kaksi päähaaraa: Antonios Suuri loi kilvoittelijoiden *yksilöllisen erakkokilvoittelun* muodon (niin kutsuttu *idiorytminen*) ja Pahomios Suuri loi *kilvoittelijoiden yhteiselämän muodon* (niin kutsuttu *kinobioottinen*). Basileios Suuren myötä itäisessä kirkossa yhteiskilvoittelu tuli yleisemmäksi, mutta molempia on yhä tänä päivänäkin. Egyptistä luostarit levisivät Syyriaan, Vähään-Aasiaan ja Konstantinopoliin. 400-luvulla luostarit yleistyivät kaikkialla kristikunnassa.

Erakkokilvoituksen ja yhteiselämäkilvoituksen väli-
muotona oli skiittakilvoitus, joka myöskin syntyi Egyp-
tissä, kun Makarios Suuri (295-392 j.a.a.) perusti Anto-
nios Suuren siunauksella skiitan. Skiittaelämän sääntö
yhdisti itseensä erakkokilvoituksen ja yhteiselämäkil-
voituksen säännöt: viisi arkipäivää skiitassa elettiin
erakkojen sääntöjen mukaan, mutta lauantaina ja sun-
nuntaina erakot kokoontuivat kirkkoon yhteiselämä-
luostareiden tapaan.

LÄNTISEN JA ITÄISEN ASKE-TISMIN VERTAILUA

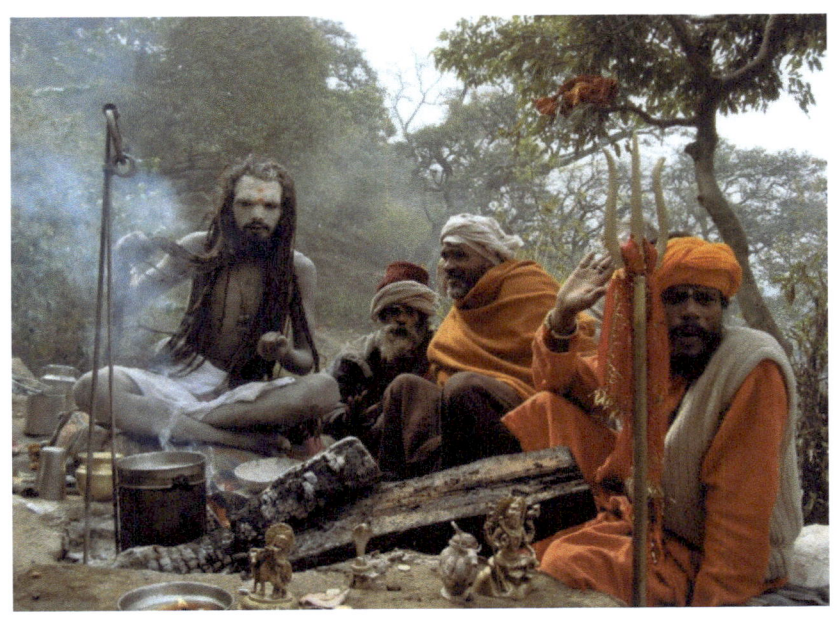

ntialaisille askeettisen elämän perusta on *guru* (sanan *guru* kerrotaan muodostuvan kahdesta osasta "*gu*" tarkoittaa pimeyttä, "*ru*" puolestaa pimeyden poissaoloa. Guru siis poistaa pimeyden tai toisin sanoen oppilaan tietämättömyyden (*avidya*)), jonka avulla henkisiä harjoituksia opitaan. Perinteisesti ajatellaan, että gurulta saatu opetus on välttämätön. Ainoastaan häneltä saadut neuvot voivat olla hyödyllisiä ja tuottaa toivotun tuloksen.

Pyhissä teksteissä on ominaisuuksien luettelo, joita gurulta ja kelvolliselta oppilaalta edellytetään. Käytännössä gurun ja oppilaan yhteensopivuutta testataan kokelasaikana, jolloin oppilas asuu gurunsa luona ja palvelee tätä kaikin tavoin. Mikäli kaikki menee toivotulla tavalla, virallistetaan opetussuhde. Tämä merkitsee oppilaan varsinaisen askeettisen elämän alkua.

Initaatiossa ihminen symbolisesti "kuolee" maailmalle ja "syntyy uudestaan" sen ulkopuolella askeetikkojen yhteisöön. Tästä eteenpäin muodostuu "suku" ja "perhe" saman perimyslinjan *sadhuista*. Initaation jälkeisen vuoden jälkeen sadhu vaeltelee paikasta toiseen. Hän ei saa koskaan viettää kahta yötä samassa paikassa paitsi neljän kuukauden monsuunikauden aikana. Tällöin sadhut usein asuvat *ashrameissa* ("luostareissa"). Mainittakoon tässä, että Mahatma Gandhillakin oli oma yhteisönsä, ashram.

Samalla tavoilla kuin kristillisen perinteen luostarielämässä, korostuu sadhujenkin elämässä ulkopuolisuuden ideologia. Perheelliset ihmiset elävät tavallisesti rajatussa elinpiirissä, sadhut sen sijaan vaeltelevat. He eivät ole takertuneet omaisuuteen. Myös poikkeava ulkonäkö tekee eroa *pyhän* ja *maallisen* välillä. Ulkonäöllään he asettuvat erilleen ihmisistä, jotka ovat yhä osa jälleensyntymien kiertokulkua. Samalla tavoin kristillisessä perinteessä erottaudutaan ulkonäön avulla. Vaatetukseen kristityillä nunnilla ja munkeilla kuuluvat kaavut. Jos itsekuri kuuluu nunnien ja munkkien elämään, kuuluu se sadhujenkin. Joogaharjoitukset ovat vain yksi osa laajempaa askeettista elämäntyyliä. Kaikki harjoitukset koskevat mielen, ruokavalion, seksuaalisuuden ja muiden kehon toimintojen tiukkaa kontrollia. Yksinkertainen ja niukka ravinto ja hiljaisuuslupaus kuuluvat sadhujen elämään. Tämä ei mielestäni poikkea paljoakaan luostarielämän säännöistä ja kilvoittelusta

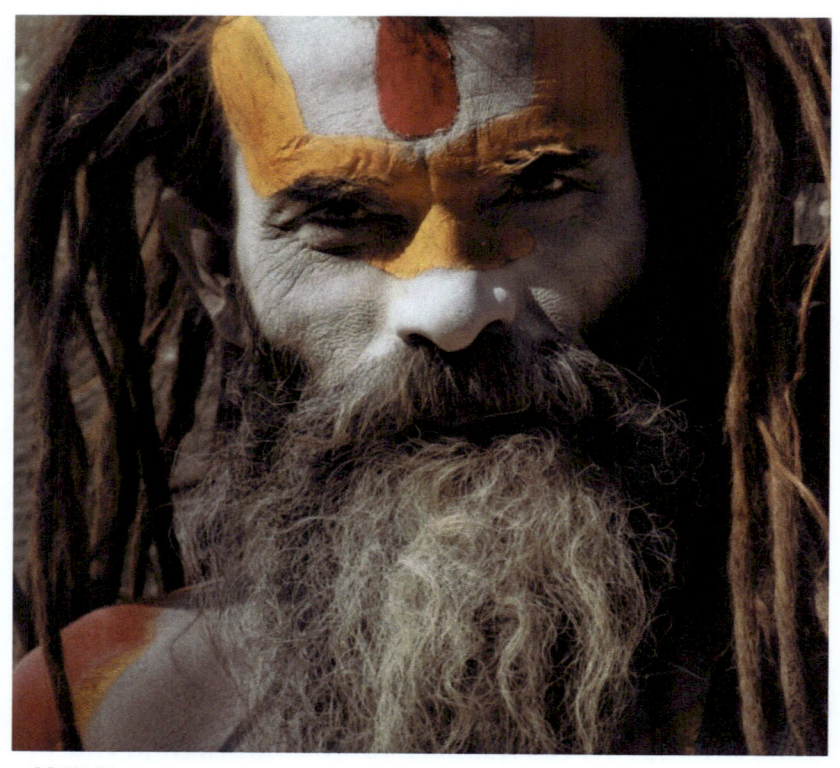

MONILLA SADHUILLA ON KASVOILLAAN
USKONNOLLISIA KASVOMAALAUKSIA,
JOITA KUTSUTAAN NIMELLÄ TILAK.

KESKIAJAN RUOKAKULT-TUURIA

Benediktiinien munkkikunnan sääntöjen mukaan sen jäsenten oli huolehdittava myös sairaista. Säännöissä sanottiin muun muassa:

> "Mutta myös liharavintoa annettakoon sairaille ja ylipäätään heikoille toipumista varten. Mutta niin pian kuin he lihan nauttimisen seurauksena voivat paremmin, tulee heidän nauttia samaa (ruokaa) kuin tavallisesti."

Kehittyneissä yhteiskunnissa syntyi vähitellen ravinnon terveellisyyteen liittyviä käytäntöjä, jotka perustuivat kokemukseen ja perinteeseen. Useissa kulttuureissa niistä muodostui uskonnon nimissä annettuja ja papiston valvomia määräyksiä. Keskiajalla nimittäin kirkko ja uskonto määrittelivät kaikkien ihmisten ruokavaliota.

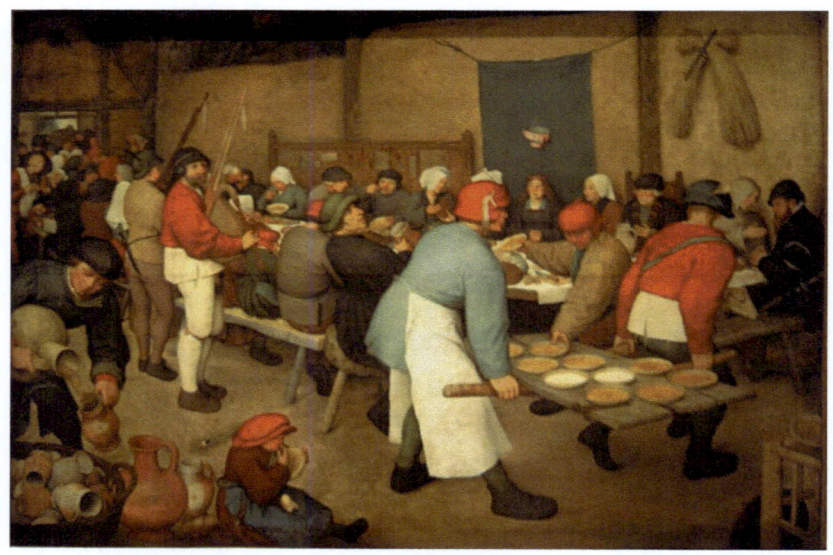

Olihan ihminen Aatamin syntiinlankeemuksen vuoksi jo alkuperältään turmeltunut. Ihmisen tuli jatkuvasti taistella pahoja taipumuksiaan vastaan, ja hänen piti pikemminkin pelätä, ettei vajonnut eläinten kastiin, kuin että hän olisi saanut toivoa nousevansa enkeleiden luo.

Olitpa sitten rikas tai köyhä, oli noudatettava kirkon määräämiä paastonaikoja. Kyse ei ollut vesipaastosta, kaikesta ruoasta kieltäytymisestä tai nälässä riutumisesta, vaan pidättäytymistä lihasta ja eläinperäisistä tuotteista, kuten rasvasta, voista, juustosta, maidosta ja munista. Paastoamalla tähdättiin hengen ja sielun puhdistukseen, ja sitä harjoitettiin Jeesuksen Kristuksen kuoleman muistoksi.

Pisimmät paastonajat olivat vuoden suurjuhlia edeltävät neljänkymmenen päivän pääsiäispaasto tuhkakeskiviikosta pääsiäisaattoon sekä adventtipaasto joulun alla. Myös monet juhlapyhien aatot olivat lihattomia päiviä. Viikoittaisiksi paastopäiviksi oli aluksi nimetty perjantai ja lauantai, ja tiukimmin kunnioitettiin perjantaipaastoa. Tämä liittyi Kristuksen ristiinnaulitsemisen päivän muistojuhlaan. Joidenkin mukaan tuli paastota myös maanantaina ja keskiviikkona, eli lihaa syötiin vain sunnuntaina, tiistaina ja torstaina. Lihattomien päivien määrä vaihteli keskiajan kuluessa. Euroopassa paastottiin joka viikko jollakin tavoin, ja näin paastopäviä kertyi vuodelle 140 tai enemmänkin. Syötiin laihasti: siis kalaa ja vihanneksia.

Paasto oli osa asketismia ja paaston uskottiin pitävän ruumiin mielitekoja kurissa. Eri luostarisäädökset olivat erilaisia, kuten jo aikaisemmin mainittiin. Joissakin luostareissa saattoi olla täysin lihatonta, kala- ja kasvisvoittoista ruokavaliota. 1200-lukuun asti englantilaisten munkkien ja nunnien ruokavalio oli todella yksinkertainen, he eivät saaneet syödä kuin yhden pääaterian eikä lainkaan eläimen lihaa. Tosin vanhemmat luostariasukkaat saivat syödä linnunlihaa tai muitakin lihoja. Eikä liene yllätys, että luostarien ylemmät edustajat saivat kyllä syödä lihaa. Mutta kaikissa luostareissa ei toki syöty yksipuolisesti, mikäli on uskomista munkkiveli Ekkehard IV:n kroniikkaa, jossa mainitaan saksalaisen Sankt Gallenin monipuolisesta ruokailukulttuurista. Kaikki eivät suinkaan ihannoineet paastoamista. Alankomaalainen Erasmus Rotterdamilainen (n. 1466-1536) suositteli pikemminkin kohtuutta, varsinkin nuorille henkilöille:

"Ne, jotka pakottavat nuorukaisen paastoamaan, eivät ole mielestäni yhtään parempia kuin ne, jotka tyrkyttävät liikaa ruokaa. Paastoaminen heikentää nuoren ruumiin kehitystä, kun taas liika ruoka lamauttaa sielun voimat."

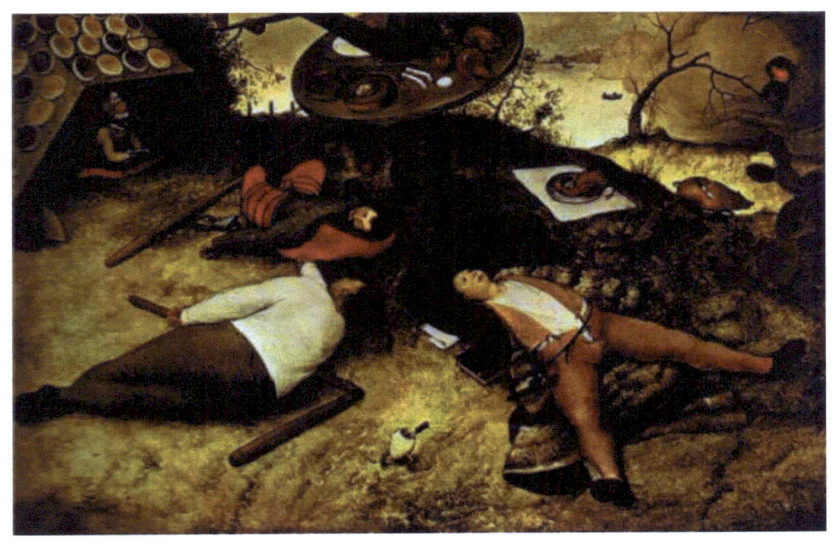

ASKETISMI VAI NAUTINTO? PAASTO VAI MÄSSÄILY?

EIKÖ KUITENKIN KOHTUUS?

"Reinin Sibyllaksi" nimetty benediktiiniläissisar Hildegard von Bingen (1098-1179) kannatti myös kohtuutta kaikessa. Tämä mystikko ja abbedissa on merkittävä pyhimys katolilaisessa maailmassa ja Saksassa häntä pidetään ensimmäisenä naislääkärinä ja luonnontutkijana. Hän tunsi voimakkaasti luontoyhteyden ja koki kaiken luonnossa parantavana voimana. Hildegardin mukaan luonnon voimasta pääsee osalliseksi sydämellä ja aisteilla, herkistymällä. Nykyajan mittapuun mukaan, hän olisi oikea terveysintoilija. Ihmisen tuli huolehtia itsestään, ruokavaliosta ja levosta, sillä tämä kaikki piti mielen terveenä. Jos esimerkiksi kiusasi itseään liian ankaralla paastolla, kerääntyi tympeyttä. Jos taas on surumielinen, pitää syödä vahvasti, jotta mieli virkistyy jälleen. Ja jos meni heti ruokailun jälkeen nukkumaan, uni kuljetti ruoan maut ja tuoksut vääriin elimiin. Liha soveltui vain sairaille ja viiniä ja olutta sai juoda kohtuullisesti.

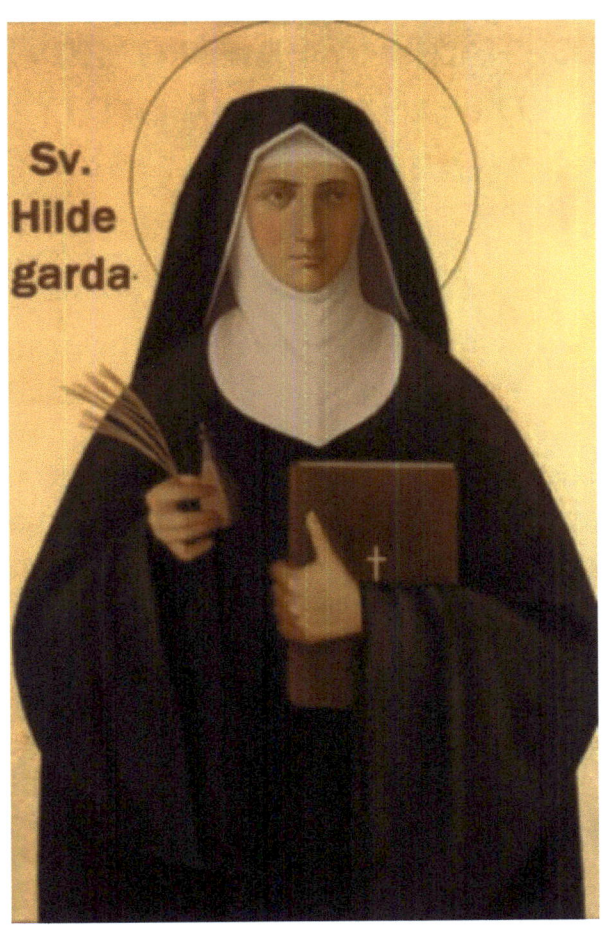

TERVEYSINTOILIJA PYHÄN HILDEGARDIN (1098-1179) MUKAAN VIINIÄ JA OLUTTA SAI JUODA KOHTUULLISESTI.

Kohtuuttomuus oli synti (*Gula*), joka johti helposti muihin paheisiin, synnillisyyteen ja rikoksiin. Mässäilijöitä peloteltiin ikuisella kadotuksella ja helvetin rangaistuksilla. Tällaisiin rangaistuksiin kuului sietämätön, kalvava nälkä ja paholaisen pakkosyöttämät mädät ja pilaantuneet ruoat. Teologit lupasivat, että sen sijaan hurskaat vapautettaisiin ainaisesta nälän tunteesta.

Dante Alieghierin "Jumalaisessa näytelmässä" (ital. *La divina commedia*), joka on kirjoitettu 1300-luvulla, ahmatit kuuluivat Helvetin kolmanteen piiriin. Heidän kohtalonsa oli kauhea. He makasivat limaisessa mudassa ja ulvoivat kuin koirat, samalla kun ikuinen rankkasade piiskasi heitä ja he kääntyilivät puolelta toiselle yrittäessään suojella itseään siltä. Samalla Helvetin vahtikoira Kerberos ahdisteli heitä ja vartioi piiriä.

Myöhemmin Danten teoksessa yhdeksännessä pii-rissä, jossa kavaltajat ovat, on kohtaus, jossa kreivi Ugolino perheineen joutuu "nälkätorniin". 1800-luvun lopun ja 1900-luvun alun mestari kuvanveistäjä Auguste Rodinia aihe kiinnosti loputtomasti, hänen työstäessään suurta Helvetin portti- teostaan. Danten teoksessa viitataan kannibalismiin. Tutkiessaan syömisen merkityksiä Piero Camporesi on jopa esittänyt, että *uudella ajalla* olisi harjoitettu kannibalismia myös nälänhätäkausien ulkopuolella. Useimmiten se olisi ollut rituaalista; ihmisen kallosta syötiin ja juotiin voiman tai terveyden saamiseksi. Kallon tuli olla mieluusti väkivaltaisesti kuolleen, jotta vainajan voimat olisivat siinä jäljellä. Tällaisille väitteille ei tutkija ja kulttuurihistorioitsija Marjo Kaartinen ole itse löytänyt todisteita, ja suhtautuukin niihin suurella varauksella. (Ks. erityisesti Kaartinen, 112.)

Hänen mukaansa Piero Camporesi on myös kirjoittanut poleemisesti, että ihmiset söivät unikkoleipää niin paljon, että he olivat jatkuvasti huumaantuneita. Unikon avulla olisi haettu pakoa peloista ja kurjuudesta, ja huumaavia aineita oli annettu jo vastasyntyneille, jotta he pysyisivät rauhallisina. Lasten huumaaminen nousi ongelmana esille Camporesin mielestä vasta 1700-luvulla, jolloin muutoinkin kasvatuskulttuuriin alettiin kiinnittämään enemmän huomioita.

Arabimaailman parantavan ruoan idea levisi myös Eurooppaan käännösten kautta. Ruoan vaikutuksesta terveyteen oli ohjeita keittokirjoissa. 1100- ja 1200-luvulla Jamboninus (tai Jambobinus) Cremonalainen käänsi Venetsissa latinaksi bagdadilaisen lääkärin Ibn Jazlan (latinaksi Ben Gesla tai Byngesla, k. 1100) arabiankielisen ruokaa käsittelevän teoksen "Kitab minhaj al-bayan fi-ma yasta´miluhu al-insan", "Selkeä ohjekirja ihmisen käyttämiin aineisiin (ruoka-aineisiin)". Se sai latinaksi nimekseen "Liber de ferculis et condiments", "Ruokien ja mausteiden kirja".

Se oli ensimmäisiä keittokirjoja Euroopassa ja sisälsi 83 reseptiä sekä maininnat, mihin vaivaan ja millaiselle temperamentille kukin ruoka oli sopiva. Vielä niinkin myöhään kuin vuonna 1547 italialainen lääkäri Andrea Alpago kokosi parantavien ruokien luettelon, jossa oli latinaksi käännettyjä osia kuuluisien lääkärien Ibn Sinan ja Ibn al-Nafisin (k. 1288) teoksista.

Galenoksen humoraalioppien seurauksena arabialaiset lääkärit jakoivat keskiajalla myös ihmisen *henkisen* perusrakenteen neljään erilaiseen perustyyppiin, *sangviiniseen*, *koleeriseen*, *melankoliseen* ja *flegmaattiseen*. Veren vallitsema henkilö oli sangviininen (lat. sanguis, veri), sapen vallitsema koleerinen, mustan sapen vallitsema melankolinen ja liman vallitsema flegmaattinen. Melankolia tai atrabilia yhdistettiin erityisesti psyykkisiin vaivoihin ja psyykkisten sairauksien katsottiin olevan pernan aiheuttamia. Hoidoista tärkeimmäksi nousee verenpäästäminen, suoneniskentä. Näin poistettiin ylimääräinen "paha" veri pois. Kiertotähdistä Jupiter rinnastettiin sangviiniseen, Mars koleeriseen, Saturnus melankoliseen ja Kuu flegmaattiseen.

Esimerkiksi sangviinit ovat luonnostaan lihavia, mutta vitsikkäitä. ja aina he haluavat kuulla tarinoita, juoruja. Heitä miellyttää Venuksen ja Bacchuksen lahjat, ja ruoat. Nauraen ja aina iloisina, he kuiskuttelevat suloisia sanoja. Ja helppoa heille on kaiken oppiminen, eivätkä he noin vain joudu suuttumuksen valtaan. Anteliaita, rakastavia, hilpeitä, nauravia ja verevän punakoita; silti riittävän rohkeita ja ystävällisiä.

Sangviinia ihmistyyppiä kuvataan siis ensisijaisesti sisäisten, henkisten luonteenpiirteiden avulla. Mielen rakenteet tulevat selvästi esiin myös muiden perustyyppien esittelyssä. Koleerinen ihminen on "kiivasluontoinen, karkea, vilpillinen, äkkipikainen, tuhlaavainen, uhkarohkea ja viekas", mutta vastapainoksi myös "ylevämielinen ja antelias". Flegmaattinen noudattaa kohtuuden periaatetta ollen samalla kuitenkin "laiska ja unelias". Melankolisuus puolestaan kätkee sisäänsä surumielisyyden ja pahansuopaisuuden, mutta toisaalta luotettavuuden, määrätietoisuuden ja lahjakkuuden; melankolikon "järki ei antaudu uneen".

Keskiajalla kiinnitettiin lisääntyvästi huomiota ihmisessä itsessään ilmeneviin seikkoihin, joihin hän saattoi humoraaliopin perustelujen mukaan vaikuttaa terveyden ylläpitämiseksi ja sairauksien ehkäisemiseksi. Nämä tekijät, *sex res non naturales* (kuusi ei-luonnollista seikkaa), olivat valo ja ilma, ruoka ja juoma, työ ja lepo, nukkuminen ja valvominen, ulkoiset ja sisäiset eritteet sekä mielentilan vaihtelut.

Salernon lääketieteellisen koulun oppineet ovat 1100- ja 1200-luvulla voimakkaasti kehittäneet vanhempaa perinnettä edelleen. Eräs heidän tutkielmistaan, "Summula de praeparatione ciborum et potuum infirmorum", käsitteli ruoan ja juoman valmistamista sairaille. Nykyään tiedetään, että Salernon koulun tunnettu terveysoppi on koottu käyttäen vanhempia muistisäkeitä vasta 1200-luvun jälkimmäisellä puoliskolla tai 1300-luvun alussa.

Salernon koulun tekemiksi mainitut keskiaikaiset muistisäkeet ohjeena oikeaan elämäntapaan eivät olleet mitään lääketieteellisen kirjallisuuden huipputuotteita vaan arkipäivän elämään tarkoitettuja ohjeita, runomuodossa. Kirjoitukset voidaan jakaa karkeasti kolmeen pääjaksoon, joista ensimmäisessä ja toisessa on ruokailuun ja ravintoon sekä yrtteihin liittyviä ohjeita. Ensimmäisessä jaksossa on ruokailua yleisesti ja erityisesti munia, munuaisia ja kalaa koskevia ohjeita. Sen jälkeen seuraa ohjeita juomisesta yleisesti sekä erityisesti viinistä ja simasta. Seuraavaksi esitellään joukko kasviksia. Säkeistöt kirsikoista, leivänkuorista, juustosta ja sipulista on otettu mukaan, koska mainitut ravintoaineet vaikuttavat vatsan toimintaan. Jakson lopussa kielletään eräitä ruokia ripulissa.

Toisen jakson ravinto- ja yrttiohjeet eivät ilmeisesti ole kuuluneet alkuperäiseen tekstiin. Osa alkaa iltasyömistä koskevalla suosituksella, jota seuraavat ohjeet ruoansulatuksen säätelemiseksi sekä selostus päärynän hyödyistä ja haitoista. Vähän myöhemmin annetaan ruokaohjeita melankolikoille. Sitten on useita ruoka-aineita sekä iisopin (Hyssopus) parantavia ominaisuuksia kuvaava säkeistö. Sen jälkeen luetellaan ravinnoksi käytettäviä lintuja ja kaloja. Toisen osa loppuosassa käsitellään munia, juustoa, hedelmiä, vihanneksia, juureksia ja mausteita sekä annetaan ohjeita viinin juojille.

Myöhemminkin keskiajalla dieettiä pidettiin erityisen tärkeänä sairauksien hoidossa ja ohjeiden tuli käsittää vähäisimmätkin yksityiskohdat kaikissa tilanteissa. Ehkäpä suurin usko pantiin lihaliemeen, maitoon ja muniin. Maidolle annettiin erityisen suuri merkitys keuhkotaudin hoidossa. Toisaalta vuosisatojen ajan uskottiin maidon olevan hyväksi vain nuorille naisille.

Samoin uskottiin siihen, että sairaudet parantuisivat ennemmin lääkkeen tavoin vaikuttavilla ruoka-aineilla kuin pelkillä lääkeaineilla. Ruoka-aineet olivat hoidossa siitäkin syystä etusijalla, että niistä aiheutui vähemmän vahingollisia sivuvaikutuksia kuin lääkkeistä.

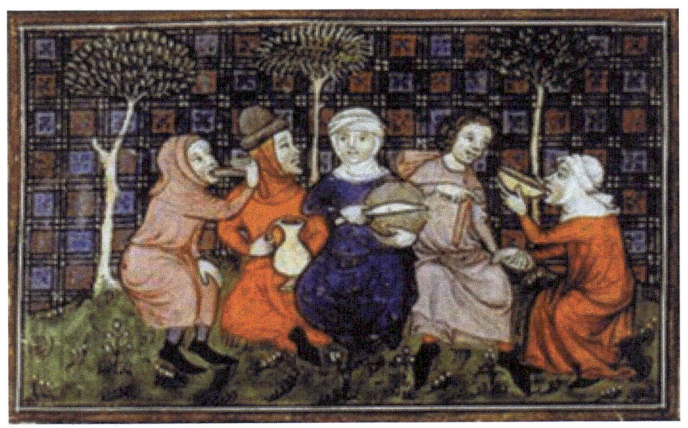

RUOKA-AINEIDEN PARANTAVA VAIKUTUS OLI KESKIAJALLA SUOSITUMPAA KUIN LÄÄKKEET.

HIERONYMUS BOSCH JA PYHIEN RIEMUNVOITTO

Hieronymus Bosch (n. 1450-1516) on pyhimyksiä esittävissä kuvissa harvoin kuvannut niitä ihmetekoja ja kohua herättäviä marttyyrien kärsimyksiä, jotka niin ihastuttivat myöhäiskeskiajalla. Yksi varhainen teos kuitenkin kuvaa tätä aihetta eli "Pyhän Julian ristiinnaulitseminen". Siinä ei siis ole pyhiä sotilaita, ei herkkiä neitsyitä, vaan rauhallisessa maisemassa meditoivia erakkoja. Aiheen kolme muunnelmaa löytyvät Venetsiasta. Tämä pahoin vaurioitunut "Erakko"-triptyykki on maalattu Boschin elämän keskivaiheilla. Keskitaulussa pyhä Hieronymus katselee liikkumattomana krusifiksia, joka suojaa häntä pahaa maailmaa vastaan. Maailmaa symboloivat kaikkialla maassa hajallaan lojuvat pakanallisen temppelin jäännökset ja kahden hirviön kuolinkamppailu. Vasemmassa siivessä pyhä Antonius vastustaa järkkymättä paholaiskuningattaren viehättäviä lemmenosoituksia. Oikeassa siivessä pyhä Ägidius rukoilee kallioluolassaan elättäjänsä ja seuralaisensa, saksanhirven, turvallisuuden puolesta; hirvilehmä makaa hänen jalkojensa juurella, ja metsästäjän nuoli, joka on tarkoitettu sille, pistää esiin Ägidiuksen rinnasta.

Kaikki kolme pyhimystä ovat luostari-ihanteen ruumiillistumia. Tätä ajatusta on kuvattu myös kirjassa "Imitatio Christi: elämä askeesissa, rukouksessa ja meditaatiossa".

Kuten keskiaikaisista pyhimyselämän kirjoista saadaan tietää, pyhä Antonius vietti suurimman osan pitkästä elämästään Egyptin autiomaassa, jossa hän esikuvallisen hurskautensa vuoksi joutui paholaisen erityiseksi silmätikuksi. Kerran Antoniuksen rukoillessa vanhan haudan suojissa, lauma paholaisia hyökkäsi hänen kimppuunsa. Pirut pieksivät hänet niin säälittömästi, että ne lopulta jättivät hänet lähes kuolleena makaamaan. Sen jälkeen, kun muutamat erakkoveljet olivat pelastaneet ja elvyttäneet hänet, hän palasi haudalle, missä paholaiset toistamiseen yllättivät hänet heittääkseen Antoniuksen tällä kertaa korkealle ilmaan.

Toinen kidutus päättyi vasta, kun jumalallinen valo valaisi haudan ja hajotti paholaisjoukon. Sitten kekseliäs piru ilmestyi hänelle joessa kylpevän hurskaan ja kauniin kuningattaren hahmossa. Tämä paholaiskuningatar otti erakon mukaansa kaupunkiinsa ja näytti tälle koko joukon teeskennellyn lähimmäisenrakkautensa töitä. Vasta kun kuningatar yritti vietellä hämmentyneen erakon, tämä tajusi naisen todellisen luonnon ja varsinaiset tarkoitukset. Hieronymus Boschin taulut näistä aihelmista ovat todella monimuotoisia. Hän rikastaa kertomusta yksityiskohtien runsaudella, että katsojalle jää vain hämmennys siitä, mitä on tämä pyhän Antoniuksen, erakon hurskaus tai muiden pyhien erakoiden hurskaus, jotakin tavoittelemisen arvoista?

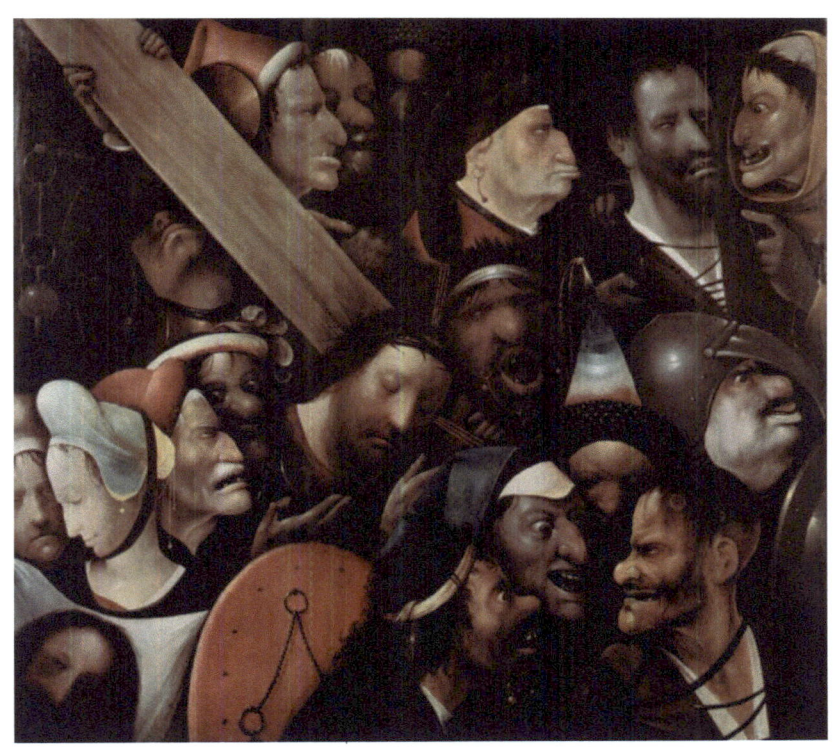

HIERONYMUS BOSCHIN MAALAUS RIS-TINKANTO.

PYHÄ JOHANNES KASTAJA AU-TIOMAASSA.

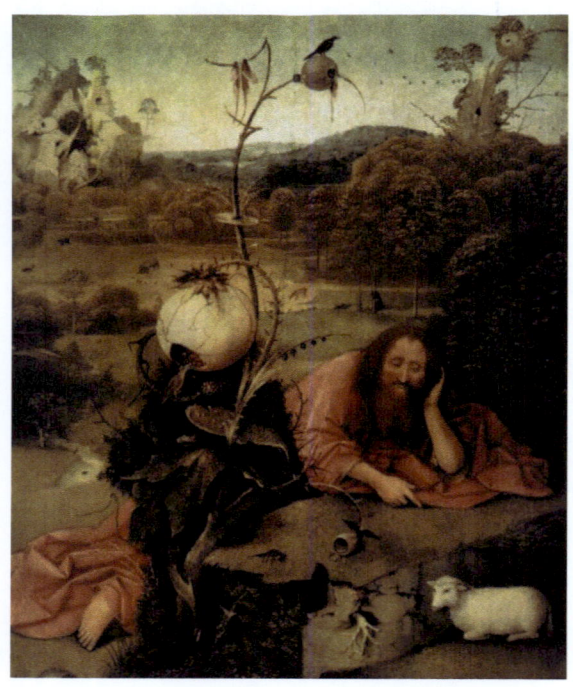

Länsimaalaisessa kristinuskossa tapahtui keskiajan loppupuolella muutoksia, kun Bosch maalasi taulujaan. Erityisen kiistelty oli kaukana lähimmäisistä yksinäisyydessä vietetty luostarimainen elämä. Erasmus Rotterdamilainen ja muut humanistit opettivat jo, että vapahdus voidaan saavuttaa *tässä maailmassa* eläen ja työtä tehden. Vuonna 1517, vain vuosi Boschin kuoleman jälkeen, Luther naulasi 95 teesiään Wittenbergin linnankirkon oveen ja asetti siten alun tapahtumille, jotka tulivat muuttamaan vanhaa järjestystä. Kuten Bosch myös Martti Luther (1483-1546) moitti usein papiston ja munkkien turmelusta.

Martti Luther oli itsekin viettänyt luostarielämää augustinolaisluostarissa Erfurtissa. Lähelle osunut salamanisku heinäkuun 2 päivänä 1505, oli pelästyttänyt Lutherin ja hädissään hän oli huutanut: "Auta pyhä Anna! Minä rupean munkiksi." Tämä lupaus vei nuoren, lahjakkaan ja elämänhaluisen Martti Lutherin luostariin. Voi hyvin verrata tapahtunutta Paavalin koko elämän muuttaneeseen kokemukseen Damaskoksen tiellä. Joka tapauksessa Stotternheimin tapahtuma ja Lutherin "kääntymys" muuttivat kirkkohistorian suuntaan.

Näin Luther oli valmis ottamaan tärkeän askeleen elämässään. Luostariveljestönkin hän valitsi tarkkaan harkiten. Erfurtissa oli useita luostareita. Hän päätyi valitsemaan augustinolaiset observantit. Tämä järjestö tunnettiin tiukasta kuristaan. Erfurtin luostarista käytettiin nimeä "musta luostari" munkkien vaatetuksen mukaan.

Luostariin ei otettu suinkaan kaikkia, jotka kolkuttivat ovea. Ensimmäinen kuukausi kului munkkien vieraana. Tänä aikana munkiksi pyrkivän tuli tutkia sieluaan ja niitä syitä, jotka olivat saaneet hänet pyrkimään luostariin. Vasta tämän jälkeen annettiin noviisilupaus.

Martti Luther otti luostarielämän tosissaan. Hän on myöhemmin sanonutkin, että jos joku hurskas munkki pääsisi luostarielämän ansiosta taivaaseen, se oli varmasti hän. Luther valitsi usein karuimman mallin: hän eli pitkät ajat paastoten ilman ruokaa ja juomaa, valvoen yöt hyytävässä kylmyydessä ilman takkia ja huopaa.

Erityisen keskeiseksi nousi kysymys parannuksen sakramentista. Luther kirjoittaa:

"Elin moitteettomasti munkkina, mutta omatuntoni oli pohjiaan myöten rauhaton, enkä tiennyt itsestäni muuta kuin olin syntinen..."

Lopulta Paavalin jae : "Uskosta vanhurskas saa elää." avautui Lutherille. Tämä Paavalin jae oli hänelle kuin paratiisin portti. Ihmisen oma suhde Jumalaan oli ratkaiseva, ei kirkon määräämät aneet, joita voitiin hankkia rahalla. Näin uskonpuhdistuksen aate levisi vähitellen. Eli myöhemmässä elämässään Lutherkin valitsi kohtuuden äärimmäisen paastoamisen sijaan. Hän toimi pappina ja sai Katharina von Boran (1499-1552), luostarista karanneen nunnan kanssa kuusi lasta.

Toisinaan Martti Lutherin oluenjuonti ja vatsan toiminta aiheuttivat avioparille huolenaihetta. Tämä tulee ilmi kirjeenvaihdosta, jota aviopuolisot kävivät. Lienee niin, että kohtuuden tiellä oli Martti Lutherillakin vaikeuksia.

PAASTO JA LUTERILAINEN KULTTUURI

Erityisesti katolisissa kulttuureissa, niin idässä kuin lännessä, paaston merkitys oli suuri. Aikaisemmin mainittu suuri paasto koski edelleen kaikkia. Pienempiä paastoja oli hyvä pitää esimerkiksi perjantaisin. Tällöin ei syöty lihaa. Toinen vaihtoehto paastopäivälle oli sunnuntai. Protestantitkin katsoivat paastoamisen lähentävän ihmistä Jumalaan: ajoittainen ruoasta kieltäytyminen oli osoitus tahdonvoimasta, näyttö valmiudesta katumukseen ja puhdistumiseen synninteosta. Toisaalta taas se liittyy valmistautumiseen. Niinpä esimerkiksi löydämme paaston sekä Vanhan että Uuden testamentin kirjoituksista. Mooses paastosi Siinain vuorilla neljäkymmentä päivää lain taulujen vastaanottamisen yhteydessä. Kristus paastosi kasteensa jälkeen neljäkymmentä päivää autiomaassa. Paasto oli sielun puhdistamista ja toisaalta ruumiin lähentämistä Jeesuksen Kristuksen kärsimysten tulkiksi. Paasto ilmaisi myös tunteita, kuten surua, kaipausta ja ikävää.

Läntisten kirkkojen ajanlaskussa laskiaistiistai on viimeinen päivä ennen paastonajan alkamista. Laskiaiseen kuuluu maallisia tapoja ja symboleita, joilla on tavallisesti kirkollinen alkuperä. Kun tuhkakeskiviikko aloittaa pitkän paastonajan, syntyi jo kauan sitten tapa juhlia viimeistä paastotonta päivää. Toisin sanoen vietettiin karnevaalia eli jätettiin sananmukaisesti jäähyväiset lihalle. Esimerkiksi suomalainen perinne tarjota laskiaistiistaina lihaista hernekeittoa ja kermavaahtoseoksella täytettyjä laskiaispullia liittyy tähän.

Ruoasta kokonaan kieltäytymisestä oli jo keskiajalla tullut naisille ominainen uskon ilmaisun tapa. Monet naiset, jotka halasivat pyhyyttä, elivät usein pelkästä ehtoollisesta. Katariina Sienalaisen lisäksi Columba Rietiläinen (k. 1501) söi pelkästään ehtoollisleipää.

Paaston ylittävä ruoasta kieltäytyminen oli laajempi kulttuurinen tapa. Esimerkiksi Barbara Blaugdone (1608/9-1704) kirjoitti seuraavasti:

"Herra määräsi minut pidättäytymään kaikesta li-
hasta, viinistä ja oluesta kerrassaan, ja kokonaisen
vuoden join vain vettä."

Ruoka ja ruumis olivat erottamaton yhtälö. Syömättö-
myydellä viestittiin ja haluttiin tulkita jotain. Se myös
herätti kiinnostusta ihmisissä. Syömättömyystarinoita
kerrottiin ja uteliaat ihmiset puhuivat niistä.

Luterilaisessa kirkossa konkreettinen, fyysinen paasto
– esimerkiksi ruokapaasto – on jäänyt "harvojen har-
rastukseksi". Luterilaisessa kirkossa paasto on lähinnä
liturgista ja tapahtuu symbolisella tasolla.

Läntisen kirkon vanhan liturgisen perinteen mukaan
pääsiäistä edeltävä paastonaika aloitetaan tuhkakeski-
viikon messulla. Siinä on mahdollisuus käyttää voima-
kasta merkkiä, joka on samalla sekä symbolinen että
konkreettinen: tuhkaristi. On kyse katumukseen liitty-
västä ikivanhasta tavasta. Tuhkaristi on katumuksen
merkki, mutta samalla se on merkki toivosta, joka lu-
terilaisilla Kristuksessa ja hänen ristinkuolemassaan

on. Pappi piirtää tuhkalla (koska kirkkokäsikirjan oh-
jeen mukaan valmistetusta vesi-tuhkaseoksesta muo-
dostuu lipeää, se saattaa aiheuttaa iholle ärsytystä.
Veden sijasta suositellaan käytettäväksi esim. oliiviöl-
jyä) kirkkovieraan otsaan merkin ja sanoo:

"Ota vastaan katumuksen merkki."

Tuhkaristillä merkitsemisen sanat muistuttavat meitä
myös ajan rajallisuudesta, omasta olemuksestamme,
kaiken näkyvän katoavaisuudesta. Sen vastaanottami-
nen ei ole pakollista eikä sitä tule ymmärtää merkiksi
jostakin korkeamman tai syvällisemmän tason hengel-
lisyydestä. Ulkoinen ja sisäinen eivät ole toistensa kil-
pailijoita tai vastakohtia. Tuhkaristillä merkitsemiseen
kuuluu ajatus ja rukous, että Jumala antaisi Pyhän
Henkensä kautta Kristuksen ristin heijastua sydä-
miimme ja ajatuksiimme, niin että haluamme sitoutua
ristin tien seuraajiksi alkavana paastonaikana ja koko
elämässämme. Paastonaika onkin itsetutkiskelun ja
katumuksen aikaa.

Eräs tunnetuimmista ja eniten käytetyistä kristillisistä symboleista on karitsa. Se sopii myös erittäin hyvin paastonaikaan. Karitsa kuvaa viattomuutta, mutta joissakin yhteyksissä se voi olla Mooseksen tai Johannes Kastajan tunnus. Ennen kaikkea se on kuitenkin uhrikaritsa.

Risti ja ristinmerkki ovat myös tärkeitä paastonajan symboleita. Ristinmerkki erottaa luterilaiset ja muut läntisen sekä itäisen kirkon edustajat pakanoista. Kirkkotekstiilien violetti väri on luterilaisen paaston tunnetuin tuntomerkki, samoin halleluja -laulujen poisjäänti messusta. Kirkon ja papin liturgiset tekstiilit ovat tuhkakeskiviikosta kiirastorstaihin saakka violetit. Stola, messukasukka, alttarin antepedium, kirjaliinat, kalkkiliina ja bursa ovat myös katumuksen väriä edustavia.

Väreillä on oma sanomansa. Violetti on luterilaisten, anglikaanien, katolisten ja ortodoksien paastoajan liturginen väri. 1900-luvun lopulta alkaen joissakin seurakunnissa on myös alettu käyttämään sinistä väriä. Se taasen liittyy, varsinkin katolisessa kirkossa, Neitsyt Mariaan. Sininen paastoväri on ilmeisesti tullut

Suomeen Englannin anglikaanien ja Ruotsin luterilaisten vaikutuksesta.

Liturgisiin tekstiileihin kuuluu myös paastoliina eli paastovaate. Suomen evankelis-luterilaisessa kirkossa se tosin on nykyään harvinainen. Se on omaksuttu käyttöön noin tuhat vuotta sitten. Alun perin se oli valkoinen pellavaliina, jolla peitettiin alttari, osa siitä tai jokin esine. Väriskaala on myöhemmin laajentunut myös mustaa, ruskeaa, violettia ja sinistä paastoliinaa on käytetty.

Symboliikkaa sisältyy myös ajankäsityksiin. Neljäkymmentä on Raamatussa ja kirkon perinteessä koettelemuksen, paastoamisen ja yksinäisyyden luku. Raamatussahan mainitaan Israelin kansan neljäkymmentä vuotta kestänyt vaellus ja Jeesus paastosi erämaassa 40 vuorokautta. Pääsiäistä edeltävän suuren paaston pituus on 40 vuorokautta.

Kärsimysajan tärkein kuvallinen tunnus on risti. Erityisesti kärsimystä kuvastaa krusifiksi, jossa kärsivän Kristuksen ruumis on kuvattu ristillä riippuvaksi. Toinen tärkeä tunnus on orjantappura, jolla varsinkin kruunun muotoisena on suora liittymäkohta Uuden testamentin kärsimyskertomuksiin.

Kärsimyssymboliikkaa on kasvienkin maailmassa. Kärsimyskukka on yksityiskohtineen tulkittu merkitsevän Kristuksen piinavälinettä. Jopa hänen kärsimyksensä silminnäkijät eli apostolit on kärsimyskukan yksityiskohdista löydetty. Pitkänäperjantaina on alttarilla usein viisi punaista ruusua, jotka muistuttavat Jeesuksen haavoista.

Kaiken kaikkiaan paastonaika on tie kohti kärsimystä ja ylösnousemusta. Se on uudistumista, joka tapahtuu jatkuvan kääntymisen ja parannuksen kautta.

Suureen paastoon liittyy erilaisia vaiheita ja asteita. Luterilaisen kirkon liturgisessa vuodessa paastonaika tihentyy kärsimysajaksi viidennestä paastoajan sunnuntaista alkaen. Palmusunnuntai aloittaa viikon, jota kutsutaan hiljaiseksi viikoksi tai piinaviikoksi.

Ortodoksisen perinteen mukaan se on suuri viikko, ja katolisessa kirkossa sen nimenä on pyhä viikko. Kullakin päivällä on omat merkityksensä. Hiljaisen viikon loppusuoralla laskeudutaan vielä syvempään alhoon: kiirastorstain ilta, pitkäperjantai ja Kristuksen haudassa olemisen lauantai muodostavat kolmen päivän synkän jakson, jota kutsutaan nimellä Triduum Sacrum (kolme pyhää). Kiirastorstai aloittaa kirkkovuoden vaiheen, joka vie meidät pelastushistorian kaikkein keskeisimpiin tapahtumiin. Jalkojenpesun palvelus on kristikunnassa laajalti tunnettu. Sillä on vahva raamatullinen tausta (Joh. 13:1-17.) Iltamessussa on keskeisesti esillä ehtoollisen asettaminen. Messun päättyessä violetit kirkkotekstiilit vaihdetaan mustiin ja kynttilät sammutetaan. Erillisellä pöydällä voi olla messun alussa sytytettynä kolmetoista kynttilää. Messun loppupuolella niitä sammutetaan vaiheittain. Ensin sammuu Juudaksen, kavaltajan kynttilä, sitten muiden apostolien kynttilät. Vain Kristuksen kynttilä jää palamaan. Se sammutetaan seuraavana päivänä.

UUSI AIKA JA TERVEYSOP-PAAT

Salernon terveysohjeet ilmestyivät siis keskiajalla. Ravinnon havaitut ja kuvitellut yhteydet terveydentilaan saivat aikaiseksi kiinnostuksen niin maallikoiden kuin lääkärienkin keskuudessa *dietetiikkaa* kohtaan. Kirjapainotaidon keksiminen lisäsi terveysohjeiden julkaisemista. 1530-luvulla ilmestyi esimerkiksi maallikko Thomas Elyotin (noin 1490-1546) "The Castle of Health" (Terveyden linnoitus).

Elyotin teos oli Hippokrateen, Galenoksen ja Salernon koulun lääketieteellisille opeille ja dieettiohjeille rakennettu didaktinen opas. Siinä oli muutamia yksinkertaisia parannuskeinoja joissa – tekijän sanoin – yhdistettiin moraalifilosofia lääketieteeseen.

Elyotin terveysopas koostuu neljästä kirjasta, joista ensimmäinen käsittelee taulukoiden avulla yleistä galenoslaista oppia ihmisruumiin nesteistä ja niiden tasapainosta. Toisessa kirjassa on yli sadan terveellisen elintarvikkeen ja ruokalajin esittelyä. Lisäksi siinä kerrotaan liikunnan hyödyllisyydestä. Kolmannen kirjan aiheena on häiriintyneen nestetasapainon palauttaminen ulostus- ja oksennuslääkkeiden avulla, mutta siinä pohditaan myös keskeisiä sieluntiloja: vihaa, tuskaa ja iloa. Neljäs osa on omistettu huonolle ruoansulatukselle sekä virtsan analyysin avulla tapahtuvalle tautien oireiden määrittelylle. Teos päättyy ruttoepidemian aikana noudatettavan ihanneruokavalion esittelyyn. Ruokavaliossa korostetaan kohtuullisuutta ja niiden sopivuutta vuodenaikoihin ja ruokailijan ikään. Englantilaisena Thomas Elyot korostaa tukevaa aamiaista, ja näin hän liittyy siihen antiikista lähteneeseen perinteeseen, missä suhtauduttiin epäluuloisesti vihanneksiin, hedelmiin ja kalaan.

VENETSIALAINEN KULTTUURI SUOSI HUVITTELUA LUIGI CORNARON AIKAAN 1500-LUVULLA.

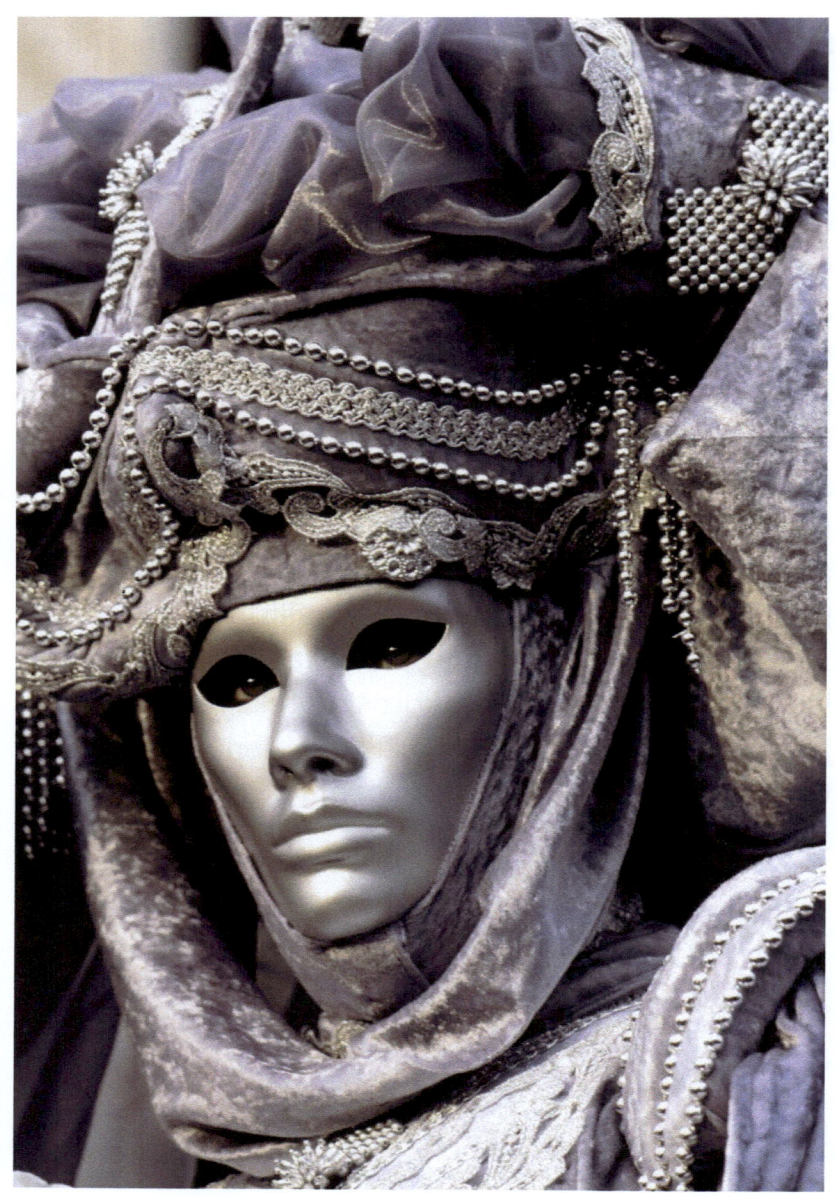

162

Vuonna 1588 ilmestyi Venetsiassa Luigi Cornaron (1467—1566) kirja "Trattado della vita sobria", tutkielma elämän kohtuullisuudesta. Tämä kirja muodostui parin sadan vuoden ajaksi dietetiikan eli elämänjärjestyksen ohjekirjaksi. Cornaro oli sairaalloinen ja elämän nautintojen turmelema venetsialainen aatelismies, jolle lääkärit viimeiseksi ohjeeksi antoivat kehotuksen elää kohtuullisesti. Cornaron tila olikin 33 vuoden ikäisenä niin kehno, että hänellä ei ollut juuri muuta mahdollisuutta kuin noudattaa lääkäriensä neuvoja. Hän tarkkaili itse syömisiään ja päätteli tuntemustensa perusteella, minkälainen ravinto oli hänen terveytensä kannalta sopivaa. Vuoden harjoittelun jälkeen hän oli tervehtynyt ja vahvistunut vaivoistaan. Hän oli vakuuttunut siitä, että juuri ruokajärjestys oli pelastanut hänet.

Cornaro julisti, että vain kohtuus tekee elämän terveeksi. Kohtuuttomuus ja kohtuus suhtautuvat toisiinsa kuin saatana ja enkeli. Sen, joka haluaa syödä paljon, on syötävä vähän. Se ruoka, joka aterialla jätetään syömättä, on enemmän hyödyksi kuin se, joka on nautittu. Sen vuoksi jokaisen, joka syö terveydekseen, on syötävä vain vähän. Se joka sietää kaikkea, voi myös nauttia kaikkea - mutta vain kohtuullisesti.

Valistuksen aikana, 1600- ja 1700-luvulla, Cornaron kirja kohosi arvostetuksi ja kiitetyksi "terveellisyyden kotioppaaksi", mutta romantiikan aikakaudella sitä tosin jo pilkattiin "pitkitetyn kuoleman" ohjeeksi. Valistuksen aikana yleinen kiinnostus ravintotaloutta kohtaan lisääntyi voimakkaasti. Silloin syntyi jo taloudenpitoa käsitteleviä aikakauskirjoja ja sanomalehtiä sekä lukuisia keittokirjoja. Viime mainituissa kiinnitettiin huomiota pääasiallisesti kulinaarisiin ja taloudellisiin seikkoihin. Ravintotutkimuksen kannalta ne pitäytyivät edelleen dietetiikan vanhoihin ja hedelmättömiin traditioihin.

1500-luvun lopulla ja 1600-luvulla syntyi Englannissa anglikaanisen kirkon piirissä ns. *puritaaninen reformiliike*, jonka periaatteiden mukaan kaikenlainen ruumiin nautintojen ja aistillisuuden vaaliminen sekä hillittömyys ja kohtuuttomuus eli toisin sanoen moraalittomuus katsottiin yksiselitteisesti kielteiseksi ja haitalliseksi. 1640-luvun alussa laadittiin useita lakeja, joissa kiellettiin juhlapäivien vietto, teatteriesitykset sekä monia muita kansanhuveja. Samalla ajauduttiin sisällissotaan.

Moraalittomuuteen ja puritaanisuuteen liittyviä käsityksiä ilmensi esimerkiksi George Cheyne'n (1671—1743) teos "An Essay on Health and Long Life", joka ilmestyi vuonna 1724. Cheyne oli englantilainen seurapiirilääkäri ja oppinut. Hänen mukaansa modernin yhteiskunnan sairaudet eivät johtuneet niinkään puutteesta vaan pikemminkin runsaudesta, ravinnon kohdalla siis ylensyömisestä ja ylettömästä juomisesta. Sen mukaisesti hänen dieettijärjestelmänsä keskeisiä periaatteita oli voimakkaiden ja tulisten makujen välttäminen sen vuoksi, että ne kiihottivat ruokahalua.

Ravinnon laatu tuli keskustelujen kohteeksi 1700-luvulla. Cheyne suositteli kasvisravintoa, koska oli itse todennut sen parantaneen terveydentilaansa. Pääasiallisesti perustelut olivat moraalisia eivätkä johtuneet ravinnon terveellisyydestä. Eräiden käsitysten mukaan Raamatun luomiskertomuksessa ilmaistiin, että Jumalan ihmiselle alun perin tarkoittama ravinto ei sisältänyt lainkaan lihaa. Kasvisravinnon puoltajien mielestä ihmisen hampaita ei ollut luotu lihansyöntiä varten. Lihansyönnin puoltajien mielestä eläinravinto taas sopi ihmisen ruoansulatukselle, koska ihminen oli eläin. Lisäksi asetettiin kyseenalaiseksi ihmisen oikeus tappaa eläimiä ravinnokseen. Liha ei ollut kristillisessä kulttuurissa tabu, mutta on kiinnostavaa, että jo ainakin 1500-luvulta löytyy huomioita siitä, että eläimiä ei saisi tappaa syötäväksikään julmalla tavalla, ei turhamaisuudesta eikä häikäilemättömästä tappamisen ilosta, vaan ainoastaan tarpeesta. Eläinten kohtelu, vaikka se nykymittapuin katsottuna olikin usein erittäin huonoa, ei aina ollut sellaista. Varsinaisia eläinsuojelulakeja Eurooppaan saatiin vasta 1800-luvulla. Sen sijaan esimerkiksi Japanissa oli luovuttu lihansyönnistä jo 600-luvulla, vasta 1872 tuli lakiuudistus, joka salli lihansyönnin.

1800-luvulla kuuluisaksi ravintoasiantuntijaksi kohosi skotlantilainen aatelismies John Sinclair, joka julkaisi vuonna 1807 teoksen "The Code of Health and Longevity". Sen perusteella hän saikin nimityksen "Toinen Cornaro". Sinclair oli alunperin maatalouden ja talouselämän asiantuntija, mutta hän oli kiinnostunut

erityisesti eläinlääkinnästä ja lääketieteestä. Rooma-
laiseen Celsukseen (noin 25 e.a.a.—noin 50 j.a.a.) vii-
taten hän neuvoi, että sääntöjä ei pidä noudattaa liian
pikkutarkasti. Todennäköisesti Jumala ei myöskään
luonut Cornaroa sen vuoksi, että tästä tulisi malli kai-
kille ihmisille siitä, kuinka paljon heidän tulisi syödä ja
juoda.

Sinclair piti *tieteellistä dietetiikkaa* eräänä inhimillisen
tietämyksen tärkeimmistä oppiaineista, jota ei kuiten-
kaan valitettavasti vielä opetettu julkisesti, "koska
opettajien ja opetettavien kiinnostusta askarruttivat
vain arvottomat taidot." Terve ihmisjärki osoittaa oi-
kean tien. Ihmisen ei tule olla ylellisyyden orja eikä
sääntöjen labyrintin vankina, vaan elää elämänsä riip-
pumattomasti ja kohtuullisesti, "vapaana muodin la-
eista, ylellisyydestä ja vieläpä ankarasta dieetistä."
Tärkeämpää kuin syöminen ja ruoansulatus on taito
liikkua.

1800-luvun puolivälissä saksalaisella kulttuurialueella
kehittyi luonnonparannustapa (*Naturheilkunde*). Se oli
jatkumoa   Euroopassa   ja   Pohjois-Amerikassa

syntyneille uusille lääkintäjärjestelmille, kuten homeopatialle, mesmerismille, herbalismille ja vesihoidoille. Ne syntyivät vastareaktiona sen aikaiseen melko epämiellyttävään ja jopa hengenvaaralliseen hoitotapaan, joka sisälsi suoneniskentää, massiivista oksetus- ja ulostuslääkkeiden ja elohopean ja arsenikin kaltaisten myrkkyjen käyttöä.

Erityisesti vesihoito (*Wasserheilkunde*) eli *hydropatia* oli perustana myöhemmälle luonnonparannustavalle. Se perustui kylvyille, kääreille suihkuineen ja veden juomiseen. Menetelmän kehitti sleesialainen talonpoika Vincent Priessnitz (1799-1851). Luonnonlääkärit alkoivat myös kehittämään vedenjuonnin rinnalle muihin elementteihin, kuten auringonvaloon, raittiiseen ilmaan, tai maaperästä saatavaan saveen perustuvia parannusmenetelmiä. Saksassa luonnonparannus luettiin mukaan niin sanottuun elämänuudistusliikkeeseen (*Lebensreformbewegung*).

VESI VANHIN VOITEHISTA?

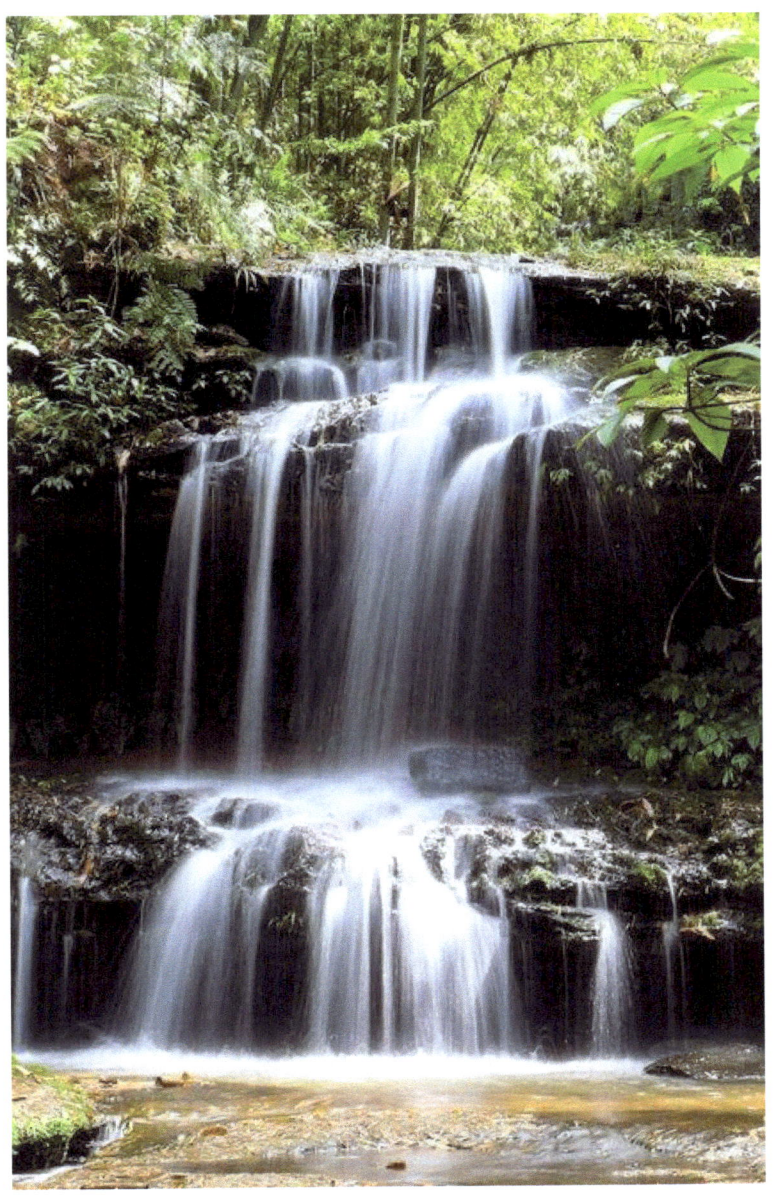

Suomessa luonnonparannusliikkeen ja raittiusliikkeen ideologiat kohtasivat. Elämäntapauudistusliike vaikutti myös uskonnollisiin ja moraalireformistisiin liikkeisiin. Vegetarismilla oli aatteessa keskeinen merkitys. Sehän oli synonyymi luonnonmukaiselle elämäntavalle. Elämäntapauudistusliike synnytti kokonaisen uuden kulttuurin – kylpyläkulttuurin.

Kylpylöiden kultakausi ajoittui Suomessa 1800-luvun lopulta toisen maailmansodan alkamiseen asti. Kylpylät olivat suomalaisten kaupunkien ensimmäinen keino houkutella turisteja. Sen ohella kylpylöiden suureen suosioon syntyyn vaikutti 1700-luvulta saakka kasvanut kiinnostus terveysvesiin. Kylpylät syntyivät ajatuksen ympärille, että sisäisesti ja ulkoisesti nautitut vedet parantavat terveyttä. Sisäisesti nautittujen terveysvesien uskottiin vaikuttavan useilla eri tavoilla: esimerkiksi rauta lisäsi veren punasoluja ja nosti hemoglobiinia, radiumin puolestaan ajateltiin hoitavan ruumista sisäisenä sähköhoitona. Vettä nautittiin "sisäisesti" myös juomista epämiellyttävämpiin hoitoihin turvautuen. Tällaisia olivat peräruiskeet ja vatsahuuhtelu.

Ratkaisematon kysymys oli nautitun veden oikea määrä. Lääkärin määräykset olivat yleensä kohtuullisia, tyypillisesti 5-12 lasia päivässä. Mutta toisinaan liiallinen vedenjuonti aiheutti enemmän haittoja kuin hyötyjä.

Terveysvedet virtasivat mineraalipitoisista luonnonlähteistä, joiden sijainnin tavallinen kansa tiesi hyvin. Ensimmäinen merkintä terveyslähteestä on Turusta 1500-luvulta. Terveysasioiden suosion myötä niiden etsintä kiihtyi 1700-luvun lopulla. Terveysvesien arveltiin parantavan lähes mitä tahansa vaivoja alkaen heikkorintaisten olosta ja päätyen kihtiin, reumatismiin, peräpukamin, luulosairauteen, hysteriaan sekä moniin kroonisiin kipuihin.

Esimerkiksi Lappeenrannan kylpyläkulttuuri sai lähtölaukauksensa, kun kirkon kappalainen löysi Pikkalan lähteen 1800-luvun alussa. Nyt samalla paikalla toimii Lappeenrannan kylpylä, joka aloitti 1820-luvulla. 1800–1900-luvuilla kylpylöihin mentiin parantamaan terveyttä. Eri aikojen palveluihin tosin vaikuttivat vaihtuvat kauneusihanteet. Esimerkiksi 1900-luvun alkupuolella ihanteeksi nousi ruskettunut keho, minkä vuoksi kylpylöitä ryhdyttiin rakentamaan Itämeren rannalle. Monesti kylpylöissä oli oma lääkärinsä, joka määräsi kylpylävieraalle hoitokuurin. Hoitokuurit saattavat nykyään vaikuttaa varsin erikoisilta. 1900-luvun alussa yleistyivät muun muassa muurahaishappokylvyt ja sähköhoidot. 1800–1900-luvuilla kylpylöissä oli myös voimisteluohjaajia, jotka usein olivat kesätöihin päätyneitä lääketieteen kandidaatteja.

Vatsan ilot mutta myös ankarat dieetit olivat tärkeä osa kylpyläkulttuuria. Runsaan veden juonnin ohella myös ruokien piti vastata yhtäältä terveysvaatimuksiin, toisaalta tyydyttää hyvään tottuneiden ja hemmottelua kaipaavien kylpylävieraiden odotuksia. Monilla oli lääkärien määräämä erityisruokavalio. Sen tarkoitus oli tukea terveysveden juonnilla ja kylpylähoidolla saavutettavia tuloksia. Kylpylöissä olikin esillä mitä erikoisempia ruokalajeja ja -aineita. Jos ajattelen nykypäivänä Valion mainosta, jossa mainostetaan jugurtin tuovan pitkää ikää, niin juontaisiko tämän mainoksen juuret 1800- ja 1900-luvun kylpyläkulttuuriin. Silloin nimittäin oli tarjolla "keitettyä Kaukasian kefiiriä". Malli on otettu kylpyläkulttuurin tutkija Liisa

Suvikummun mukaan Keski-Euroopasta, missä "vuoristokarjan erinomainen maito" sekä aasin ja kilin maito tarjosivat kylpylävieraille ravintoterapiaa.

Sveitsiläiset luontaisparantajat Max Bircher-Benner (joka muuten oli alkuperäisen myslin kehittäjä), ja Alfred Vogel sekä itävaltalainen kansanparantaja Rudolf Breuss suosittelivat 1900-luvulla säännöllisiä paastoamisjaksoja sekä paaston käyttämistä erilaisten sairauksien hoidossa. Breuss herätti radikaaleilla näkemyksillään runsaasti pahennusta skeptikkojen parissa, koska hän hoiti syöpäsairaita paastolla. Breussin puolustukseksi on sanottava, että hän ei kehottanut ketään lopettamaan kemoterapiaa, vaan hoiti sellaisia tapauksia, joiden kohdalla virallinen lääketiede oli jo nostanut kädet pystyyn. Usein menestyksellä. Tuleva tutkimus osoittanee, oliko Breuss aikansa edelläkävijä ja visionääri. Max Bircher-Benner puolestaan oli lääkäri ja ravitsemusuudistaja, jonka sanatorio oli useiden politiikan ja taiteen huippujen suosiossa. Sanatoriossa kävivät terveyttään kohentamassa esimerkiksi kirjailijat Rainer Maria Rilke, Hermann Hesse sekä

Thomas Mann, joka on kirjoittanut ajasta humoristisia kommentteja.

Saksalainen Louis Kuhne (1835-1901) oli yksi monista "luonnonlääkäreistä". Hän kehitti oppiansa kasvisruokavaliosta ja höyry- ja kylmiin istumakylpyihin perustavista parannusmenetelmistä. Kuhnen terveysoppaita julkaistiin 1800-luvulla useita. Kuuluisa niistä oli: "Uusi lääketiede eli oppi tautien yhtenäisyydestä ja niiden siihen perustavasta parantamisesta ilman lääkkeitä ja leikkauksia". Se suomennettiin 1906. Toinen, myös kuuluisa, Kuhnen teos on "Kasvonilmeoppi". Siitä on otettu jopa näköispainos vuonna 1990 eli Kuhnen oppien kannattajia lienee edelleenkin. Tässäkin oppaassa on sellaisia lukuja kuin millä lailla ruoka on muokattava, mitä meidän on syötävä, missä ja koska meidän on syötävä? Ne eivät juuri eroa nykyruokaguru Michael Pollanin teoksien kysymyksistä tai vastauksistakaan. Kysymys on Kuhnen mukaan elinvoiman kohottamisesta ja siinä ravinnolla on tärkeä tehtävä!

Louis Kuhnen oppien leviämisen syynä oli sen aikaisen lääketieteen kriisi, Suomessakin. Penillisiini saatiin tänne vasta toisen maailmansodan jälkeen eli infektiot, äkilliset kulkutaudit ja tuberkuloosi olivat 1800- ja 1900-lukujen ihmisten riesana. Karjalan Kirvussa tätä Kuhnen oppia edisti muun muassa parantaja Maalin Bergström. Hän oli kahdesti opintomatkalla Saksassa, vuosina 1909 ja 1911, tutustuen muun muassa Kuhnen Leipzigissä sijaitsevaan vesiparantolaan. Toisella kerralla Maalin Bergström tutustui tohtori Rudolf Steineriin, joka tiettävästi tunsi parhaiten Saksan luonnonparantolat. Lyhyessä viiden minuutin keskustelussa, (joka aika jokaiselle vieraalle oli varattu), Steiner ilmaisi olevansa selvillä Kirvun parantolasta ja kehotti Maalinia pyrkimään Münchenissä antroposofitohtori Peipersin oppilaaksi. Matkansa aikana Maalin Bergström tutustui myös Felken saviparantolaan, joka sijaitsi lähellä Düsseldorfia.

"Kirvun Luonnonparantola – Karjalan helmi" – teoksesta löytyy hauska yksityiskohta:

KUHNIMINEN?

Yksinkertaisesti sanottuna: vesipytyssä istumista. Täytyy vain tietää, minkä lämpötilan vettä kuhnija kulloinkin tarvitsee ja kuinka kauan erilaisessa vedessä on istuttava. Mutta ei vesi yksinään korkeita asioita matkaan saata. Pitää olla vähän muutakin. Kuhnijan on luovuttava liharuoista ja kaikista nautintoaineista. Ja syötävä yksinomaan kasviksia. Ei vaikeasti sulavaa lihaa. Luonnonparannusmenetelmää on Kirvussa viime vuosina kehitetty. Ensimmäisenä toimenpiteenä on otettu käyttöön potilaan suoliston puhdistaminen ja sen jälkeen tarpeen vaatiessa myös sen "rasvaaminen", voiteleminen. Puhdistaminen tapahtuu puhtaan veden ja rasvaaminen ruokaöljyn avulla. Ihmisen sisälmyksiin on vuosien kuluessa kerääntynyt sellaisia aineksia, jotka saadaan sieltä poistetuksi joko leikkauksen tai öljykuurin avulla. Vakuutetaanpa öljykuurin poistavan sappikivetkin, jotka tiedetään ovat hengenvaarallisia (s. 359.)

Terveyden avainsanoiksi tulevatkin *kohtuus* ja *tasapainoisuus*. Viime kädessä paras ja tärkein vastustustapa tautien tartuntaa vastaan on terve ja kunnollinen elämä, johon ruumiin kyky vastustaa bakteereita viime kädessä perustuu. Ruumiista on tehtävä vahva ja sen pinnasta on tultava sileä, toisin sanoen sellainen, että siihen on vaikea tarttua. Tavoiteltu sileys ei ole pelkästään konkreettisen ruumiillista, vaan se on koko elämäntavan hallintaa ja kaiken liioittelevan ja kaiken karhean, kitkaa tuottavan elämän välttämistä.

Kohtuus ja tasapainoisuus ovat myös kokonaisten kansojen elämänmuodon tavoitteita, sillä jos kansan vastustuskyky kokonaisuudessaan ei ole korkea, kulkutaudit voivat käydä siihen sen heikompien väestönosien kautta. Hygienialiikkeessä terveyden ja puhtauden yhdistyminen saa uuden perustelun. Lika ei lopu koskaan ja se on mikrobien tyyssija. Ruumis, vaatteet ja koko elinympäristö on jatkuvasti huollettava puhtaiksi. Kodin on oltava puhdas paikka, jossa bakteerit eivät saa yliotetta. Siveetön elämä hygienialiikkeen mukaisesti johtaa turmioon.

LOPUKSI

Maailman ruokakulttuurin tilanne ei todellakaan ole staattinen. Vaikutteita tulee joka suunnasta yhä enenevässä määrin. Tästäkin teoksesta näkee kuinka vaikutteet ovat kulkeutuneet niin kasvissyönnin kuin paastoamisenkin kohdalla lännestä itään ja idästä länteen. Samalla myös muunlainen uskonnollinen, moraalinen ja terveydellinen liikehdintä on saanut sijaa. Ajatukset, ideologiat kohtaavat ja risteytyvät. *New Age -uskonnoksi* kuuluvan ilmiön alle liittyy paljon tätä erilaisten ideologioiden sulautumista, niin, että on aina välillä vaikea tietää, missä jonkin asian juuret tai alkuperä on. Joka tapauksessa uudetkin tutkimukset pohjaavat aina vanhaan, jollakin muotoa. Minkälainen on tulevaisuuden ruokakulttuuri jää vai nähtäväksi. Kuitenkin on niin, että omalla toiminnallamme vaikutamme maapallon tilaan, ei tarvitse olla minkään liikkeen edustaja, tunnustaaksemme tämän.

UUSIA KEKSINTÖJÄ

18.9.2018 YLE uutisoi nettisivuillaan:

Maitoa ilman lehmää ja munia ilman kanaa – suomalaiset keksivät, miten maailman kasvavaa väestöä ruokitaan.

Mitä me syömme sitten, jos lihansyönnistä tulee ympäristösyistä mahdotonta eivätkä pellotkaan riitä kasvavan väestön ruokkimiseen? Edessä on mullistus, joka vetää vertoja maatalouden keksimiselle. Ennen oli lehmä. Tulevaisuudessa on bioreaktori. Bioreaktorissa voidaan valmistaa maidon proteiinia mikrobien avulla. Suomessa siinä on onnistuttu tänä vuonna ensimmäistä kertaa. Kun ennen piti kasvattaa lehmä ja sille rehua, tankissa mikrobit tuottavat maitoproteiinia paljon lehmää tehokkaammin. Saastuttavaa ja tehotonta lehmää ei enää prosessiin tarvita. Muutaman vuosikymmenen päästä pitää tuottaa valtava määrä ruokaa, mutta resurssit eivät yksinkertaisesti riitä, biotekniikan tohtori, tutkija Lauri Reuter VTT:ltä toteaa. Ei pelkästään ilmastonmuutos vaan myös väestönkasvu pakottaa ajattelemaan asioita uudesta kulmasta – lehmän ulkopuolelta. Pelastaako keinoliha maailman? Ihmiset himoitsevat lihaa. Moni syö sitä oman painonsa verran. Kasvissyönti on lisääntynyt, mutta se ei näy tilastoissa lihansyönnin vähenemisenä. Ainakaan vielä.

Himoitsemme edelleen niitä ruokia, joista oli meille eniten hyötyä tuhansia vuosia sitten. Lihansyönti kuuluu myös vahvasti kulttuuriimme. Keinolihan keksijä, Maastrichtin yliopiston professori Mark Post on varma, ettei ihmiskunta luovu lihan mausta. Kantasoluista laboratoriossa kasvatettua jauhelihapihviä maistettiin ensimmäisen kerran Lontoossa vuonna 2013.

Tässä oli Oili Orispään todella mielenkiintoista artikkelia lyhennettynä. Jos haluaa tutustua siihen, löytyy se nettisivun osoitteesta:

https://yle.fi/uutiset/3-10402264, (viitattu 19.9. 2018).

ARTIKKELEITA JA KIRJALLI-SUUTTA

Artikkelit:

https://fi.wikipedia.org/wiki/Steve_Jobs, viitattu 31.8.2018.

http://maallikkodominikaanit.blogspot.com/2012/09/pyha-katariina-sienalainen.html, viitattu 31.8.2018.

http://www.apteekkari.fi/uutiset/d-vitamiinin-tarve-ja-kaa-asiantuntijat.html, viitattu 3.9.2018.

https://yle.fi/uutiset/3-10402264, viitattu 19.9. 2018.

HS 27.2.2017: *Uudet tutkimukset ovat tuoneet mullistavaa tietoa paastoamisen soluvaikutuksista – Asiantuntija arvioi, kannattaako paasto oikeasti.* Artikkelin kirjoittanut Kalliopää, Katri.

HS 21.8.2018: *Varusmiehille aletaan tarjota pakollinen kasvisateria kahdesti viikossa – Liha korvataan sieniproteiinivalmisteella tai soijalla.* Artikkelin kirjoittanut Grönholm, Pauliina.

TS 5.3.2018: *Parantavan paaston asialla.* Artikkelin kirjoittanut Saivosalmi, Kirsi.

TS/LM 24.8.2018: *Armeija kärsii henkilöstöpulasta.* Artikkelin kirjoittanut Simola, Anita.

TS/LM 25.8.2018: *Varusmiehiä ei pakoteta kasvissyöjiksi.* Artikkelin on kirjoittanut Salmi, Maija.

Teokset:

Af Hällström, Gunnar, Laato, Anni Maria & Pihkala, Juha: *Johdatus varhaisen kirkon teologiaan.* Gummerus Kirjapaino Oy. Jyväskylä 2005.

Arkkila, Reijo: *Kallis oppi-isä Martti Luther.* Tallinna Raamatuttrükikoda. Tallinna 2016.

Bosing, Walter: *Hieronymus Bosch, noin 1450-1516. Taivaan ja helvetin välillä.* Benedikt Taschen. Köln 1989.

Eliade, Mircea: *Pyhä ja profaani.* Suom. Laitila, Teuvo. Loki-kirjat. Helsinki 2003.

Eliade, Mircea: *Ikuisen paluun myytti. Kosmos ja historia.* Suom. ja esipuhe Laitila, Teuvo. Loki-kirjat. Helsinki 2010.

Gandhi, Mahatma K.: *Oma elämäkerta. Kokemukseni totuuden kanssa.* Deepavali. Himalaya 2003.

Gandhi, Mahatma K.: *A Guide to Health.* Tricinopoli 1921.

Dante Alieghieri: *Jumalainen näytelmä.* Suom. Leino, Eino. Neljäs painos. WSOY. Porvoo 1924.

Frankberg-Lakkala, Helena: *Terveyttä ja hyvää oloa paastolla.* Acta Universitatis Tamperensis. ser A vol. 479. Tampereen yliopisto. Vammalan Kirjapaino Oy. Vammala 1996.

Halla, Petri: *Kosher on enemmän kuin ruoka. Eedenin anti omassa keittiössä.* FFY. Forever For You.Tallinna Raamatutrükikoja OU. Helsinki 2009.

Hallenberg, Helena & Perho, Irmeli: *Ruokakulttuuri islamin maissa.* Gaudeamus. Tallinna Raamatutrükikoja Oü. Tallinna 2014.

Heino, Suvi (toim.), teksti Heino, Suvi & Arkkimandriitta Sergei: *Paastosta pääsiäiseen.* Print Best. Maahenki ja Valamon luostari 2016.

Hesse Hermann: *Siddhartha.* Oy Weilin+Göös Ab:n kirjapaino. Helsinki 1966.

Hokkanen, Markku & Kananoja, Kalle (toim.): *Kiistellyt tiet terveyteen. Parantamisen monimuotoisuus globaalihistoriassa.* SKS. Helsinki 2017.

Hosiasluoma-Karppinen, Alli (toim.): *Kirvun Luonnonparantola – Karjalan helmi.* Kirvunkylän kerho. Kirjapaino: Offsetpaino Tuija Pelli oy. 2011.

Hämäläinen, Albert: *Ihmisruumiin nesteet suomalaisugrilaisten kansojen taikuudessa. Taikapsykologinen tutkimus.* Suomalais-ugrilaisen Seuran Toimituksia

XLVII. Alkuperäinen Helsinki 1920. Salakirjat. Tallinna Raamatutrükikoja 2013.

Häkkänen, Martti, Kantonen, Marianne & Koivula, Veijo (toim.): *Laskiaisesta pääsiäisen iloon. Kristillinen juhlakulttuuri varhaiskasvatuksessa ja koulussa.* Suomen Ekumeenisen Neuvoston julkaisuja XCIV. Saarijärvi Offset Oy, Saarijärvi 2012.

Illman, Karl-Johan: *Uskonnon toteutus.* Teoksessa Harviainen, Tapani & Illman, Karl-Johan (toim.) *Juutalainen kulttuuri.* Otava. Helsinki 1998.

Isaacson, Walter: *Steve Jobs.* Suom. Raivio, Jyri. Otavan Kirjapaino Oy. Keuruu 2011.

Johansson, Lilly & Spångberg, Alf: *Vitaaliravinto. Vegaaniruoka, tulevaisuuden ravinto.* Vaasa Oy. Vaasa 1982.

Johansson, Lilly & Spångberg, Alf: *Paasto- ja ravintoterapia erilaisten sairauksien hoidossa.* Kristiinan Yrttitukku. Polyprint. Vaasa 1981.

Johansson, Lars: *Kasvisruokien keittokirja.* Yhdeksäs painos. WSOY. Porvoo 1987.

Joutsivuo, Timo & Mikkeli, Heikki (toim.): *Terveyden lähteillä. Länsimaisten terveyskäsitysten kulttuurihistoriaa.* Suomen Historiallinen Seura. Historiallinen arkisto 106. Helsinki 1995

Kaartinen, Marjo: *Arjesta ihmeisiin. Eliitin kulttuurihistoriaa 1500-1800-luvun Euroopassa.* Karisto Oy kirjapaino. Hämeenlinna 2006.

Kafka, Franz: *Nälkätaiteilija. Novelleja.* Kuudes painos. Suom. Peromies, Aarno, Kivivuori, Kristiina & Manner, Eeva-Liisa. Gummerus Kirjapaino Oy. Jyväskylä 1999.

Klemettilä, Hannele: *Keskiajan keittiö.* Otavan Kirjapaino Oy. Keuruu 2007.

Knuutila, Maarit, Pöysä, Jukka & Saarinen, Tuija (toim.): *Suulla ja kielellä. Tulkintoja ruuasta.* Tietolipas 202. SKS. Saarijärvi 2004.

Kosonen, Anna-Liisa: *Kasvisruokavaliot ja etniset ruokavaliot.* Teoksessa Aro, Antti, Mutanen Marja & Uusitupa, Matti. (toim.) *Ravitsemustiede* 4. uudistettu painos 2012: 578-582. Duodecim. Otavan Kirjapaino Oy. Keuruu 2012.

Kuhne, Louis: *Kasvonilmeoppi*. Näköispainos 1910 ilmestyneestä kirjasta kirjan 2. painoksesta. Karisto Oy:n kirjapaino. Hämeenlinna 1990.

Leikola, Anto: *Salernon koulun terveysohjeet*. Suomentanut Leikola, Anto. Suomen Lääketieteen Historian Seuran vuosikirja Hippokrates 2005: 56–88. Jyväskylä 2006.

Mosley, Michael & Spencer, Mimi: *5:2-dieetti. Syö, paastoa ja elä pidempään.* Suomenkielinen laitos WSOY. EU 2013. Alkuteos: The FastDiet. Lose Weight, Stay Healthy, and Live Longer with Simple Secret of Intermittent Fasting. 2013.

Pelkonen, Risto: *Lääketieteen juurilla*. Teoksessa *Lönnrotin hengessä*, s. 157-169. Toim. Laaksonen, Pekka & Piela, Ulla SKS. Helsinki 2002.

Pollan, Michael: *Oikean ruoan puolesta*. WS Bookwell. Porvoo 2009.

Pollan, Michael: *Oikean ruoan ohjeet. Syöjän käsikirja*. Bookwell Oy. Porvoo 2013.

Plutarkhos: *Lihansyönnistä.* Kääntäneet Korhonen, Tua, Niemi, Antti J. & Åberg, Pia. Kustannusosakeyhtiö Summa. Helsinki 2004.

Pyhän Basileios Suuren laaja luostarisääntö. Suomentaja Fevronia Orfanos. Valamon luostari Print Best 2016.

Rautaniemi, Matti: *Erakkomajoista kuntosaleille. Miten jooga valloitti maailman.* Basam Books. Tallinna Raamatutrükikoja Oü 2015.

Rosén, Måns: *Sanningen om mat och hälsa. Vad säger forskningen?.* Idus förlag. Tallinn 2016.

Räsänen, Leena: *Kasvisruokavaliot ja etniset ruokavaliot.* Teoksessa Aro, Antti, Mutanen Marja & Uusitupa, Matti. (toim.) *Ravitsemustiede* 2. uudistettu painos 2005: 63-68. Duodecim. Gummerus Kirjapaino Oy. Jyväskylä 2005.

Spencer, Colin: *Vegetarianism. A History.* Crub Street. India 2016.

Suvikumpu, Liisa: *Suomalaiset kylpylät. Kotimaisen kylpyläkulttuurin historiaa.* SKS. Llvonia Print. Helsinki 2014.

Tanhuanpää, Marja: *Taivaallista mannaa. Ruokaperinnettä kristillisessä kulttuurissa*. Maahenki Oy. Helsinki 2014.

Tähtinen, Unto: *Mitä Gandhi todella sanoi*. Uusintapainos, julkaistu WSOY:n ja tekijän luvalla. Gummerus Kirjapaino Oy. Jyväskylä 1989.